Der Doktor

ECON Unterhaltung

Zum Buch: Eine erschreckende Diagnose muß der Chefarzt Dr. Edward Rosenbaum hinnehmen, nachdem er sich einer einfachen Biopsie unterzogen hatte. Er hat Krebs. Diese Diagnose zwingt ihn dazu, sich mit seinem Beruf und seinen Erfahrungen neu auseinanderzusetzen, denn der ehemalige »Halbgott in Weiß« findet sich plötzlich »auf der anderen Seite« wieder: Als Patient ist er nun wie alle anderen der Medizin ausgeliefert. Bei der Anmeldung im Krankenhaus wird er nun selbst zum »Fall« degradiert, muß demütigende Fragen beantworten, wie nach der Religion, den nächsten Angehörigen, der Versicherung – was im Klartext heißt: Wollen Sie einen Priester und die letzte Ölung? Wer holt Sie im Todesfall ab? Wer bezahlt alles? Nach einer neunmonatigen Behandlung kommt er zu der Einsicht: »Es sind zwei Welten, ob man am Krankenbett steht oder ob man darin liegt«. In diesem Buch beschreibt er mit viel Sachkenntnis und Humor diese Erfahrungen, die sein ganzes Leben veränderten.

Der Autor: Dr. Edward Rosenbaum, seit 1948 praktizierender Arzt, war sowohl Begründer und Leiter der rheumatologischen Klinik an der Oregon Health Sciences University wie auch Professor der Medizin an der dortigen Universität. Er lebt mit seiner Frau in Portland.

Edward E. Rosenbaum

Der Doktor

Ein Arzt wird Patient
Erfahrungsroman

ECON Taschenbuch Verlag

> Ökologisch handeln:
> Dieses Buch ist gedruckt auf 100% Recyclingpapier,
> chlorfrei gebleicht

Lizenzausgabe

© 1993 by ECON Taschenbuch Verlag GmbH, Düsseldorf und Wien
Titel des amerikanischen Originals: *A Taste Of My Own Medicine.
When the Doctor is the Patient*
© 1988 by Edward E. Rosenbaum, first published by
RandomHouse, Inc.,
© 1992 für die deutsche Ausgabe by Kreuz Verlag AG, Zürich
Aus dem Amerikanischen übersetzt von Annette Charpentier
Umschlaggestaltung: Molesch/Niedertubbesing, Bielefeld
Titelfoto: Mauritius Bildagentur GmbH
Druck und Bindearbeiten: Ebner Ulm
Printed in Germany
ISBN 3-612-27037-0

Für meine Enkel
Steve und Laura,
Lisa und Jennifer,
Sam und Rachel

Vorwort

Vor kurzem fiel mir eine Unterhaltung wieder ein, die ich vor vielen, vielen Jahren mit meiner Großmutter hatte. Ich war zu ihr gegangen, um ihr die wunderbare Nachricht zu überbringen, daß man mich zum Medizinstudium angenommen hatte. Sie sagte jedoch nur: »Ärzte sind gut – solange man sie nicht braucht.« Ich war damals sehr wütend. Ich hatte erwartet, daß sie sich freuen und stolz auf mich sein würde, und ihre Reaktion überraschte und bestürzte mich.

Erst Jahre später, als ich eine eigene Praxis hatte, bekam ich eine Ahnung davon, was meine Großmutter gemeint hatte. Bei meinem ersten Fall machte ich einen Hausbesuch. Der Mann hatte Fieber. Bis dahin war ich für meine Dienstleistungen noch nie bezahlt worden, und als der Patient mich gegen Ende der Visite fragte: »Wieviel macht das?« war ich zu verlegen, um ihm überlegt zu antworten, und sagte daher rasch, ohne nachzudenken: »Zehn Dollar.« Zu meiner Überraschung schien er damit einverstanden. Er zahlte, dankte für meine Hilfe, und ich dachte bei mir: »Was für ein verrückter Beruf. Ich verdiene am Unglück anderer Leute mein Geld.« Ich hatte ihm gesagt, er habe Grippe, war mir aber keineswegs sicher, ob das auch stimmte. Die Wahrheit war mir ebenso klar: daß er nämlich höchstwahrscheinlich ohne mich ebenso rasch gesund geworden wäre.

Aber Geld ist ein Balsam, der rasch das Gewissen beruhigt. Ich führte meine Praxis und wurde wohlhabend dabei. Ich liebte meinen Beruf, und drei unserer Söhne wurden ebenfalls Arzt.

Wenn meine Kinder im Verlauf der Jahre krank wurden, rief ich immer einen anderen Arzt, weil ein Kollege von mir, der seinen Sohn selbst behandelte, einen durchgebrochenen Blinddarm bei ihm nicht richtig diagnostiziert hatte. Den Rest seines Lebens blieb das für den Vater eine offene

Wunde. Als meine Frau krank wurde, zog ich ebenfalls einen anderen Arzt hinzu, denn ich kannte einen Pathologen, der seine Frau selbst behandelte und ihren Eierstockkrebs nicht erkannt hatte. Aber wann immer ich selbst krank wurde, habe ich mich selbst behandelt. Ich brauchte keinen Arzt. Heute weiß ich, daß ich, ohne es mir einzugestehen, es mein ganzes Leben lang vermieden habe, bei eigenen Gesundheitsproblemen Kollegen zu konsultieren, weil ich Angst hatte, was sie mir wohl sagen würden. Außerdem – ich wußte über ihre Grenzen Bescheid. Ich hatte einfach Glück gehabt. Doch schließlich kam auch ich an die Reihe und saß in der Falle einer schweren Krankheit, die ich von Anfang an irgendwie erkannt haben muß.

Als ich erkrankte, wollte ich – wie meine Patienten –, die Ärzte wären Götter, und das waren sie natürlich nicht. Ich wünschte mir, daß sie meine Krankheit und meine Gefühle verständen und wüßten, was ich von ihnen brauchte. Dieser Wunsch wäre erfüllbar gewesen – aber er wurde oft nicht erfüllt.

Es gibt ein Sprichwort, daß, wer ein guter Arzt werden will, als Patient anfangen sollte. Ich hatte fünfzig Jahre praktiziert, ehe ich zum Patienten wurde. Erst da lernte ich, daß sich Ärzte und Patienten nicht in den gleichen Bahnen bewegen. Wenn man im Bett liegt, hat man eine völlig andere Perspektive, als wenn man daneben steht. Wenn ich noch einmal anfangen könnte, würde ich bestimmte Dinge in meiner Praxis anders handhaben. Leider bietet mir das Leben diese Chance nicht. Ich kann also nur berichten, was mir zugestoßen ist, und hoffen, daß Sie und ich daraus lernen.

Edward E. Rosenbaum, M.D.

Danksagungen

Ich danke meiner Frau Davida für ihre Unterstützung und Beratung,
 meiner Lektorin, Charlotte Mayerson, die mir vieles beibrachte. Ich übergab ihr Rohmaterial, sie formte und polierte es. Ohne sie wäre dieses Buch nie entstanden.
 Dank meinen Schreibkräften, Kathy Johnson und Lucille Jette, die alles geduldig immer wieder abtippten,
 und meinen Patienten, die mir jahrelang ihr Vertrauen und ihre Zuneigung schenkten.

Der Ausbruch
der Krankheit

An meinem siebzigsten Geburtstag ging ich ins Krankenhaus zu einer Biopsie. In eben diesem Krankenhaus in Portland, Oregon, hatte ich selbst mehr als vierzig Jahre gearbeitet. Ich war dort Chefarzt und in leitender Position gewesen, die seit diesem Jahr mein ältester Sohn Richard einnahm. Bei fünfzehntausend früheren Besuchen war ich wie ein König durch eine Privattür eingetreten. Ich hatte den Schalter angestellt, um der Telefonzentrale mitzuteilen, daß ich da wäre, bin an allen mit einem fröhlichen: »Guten Morgen« vorbeigerauscht und fuhr mit einem Lift nach oben, auf dem »Personal« stand.

Heute war es anders. Ich gehörte zum gemeinen Volk. Ich mußte in der Empfangshalle sitzen und warten, bis ich an die Reihe kam und meine Personalien aufgenommen wurden. Obwohl ich seit vierzig Jahren in diesem Krankenhaus arbeitete, fragte mich die Sekretärin nach meinem Vor- und Nachnamen, meinem Geburtsdatum, nächsten Angehörigen, wen man im Notfall verständigen sollte und, am wichtigsten, nach meiner Versicherung.

Ich hatte diese Fragen schon tausendmal gehört, aber jetzt klangen sie anders. Die Frage nach der Religion bedeutete: »Wollen Sie einen Priester? Möchten Sie die Letzte Ölung?« Die nach den nächsten Angehörigen hieß: »Wen benachrichtigen wir, um die Leiche fortzuschaffen?« Die Frage nach der Versicherung bedeutete: »Wer bezahlt für alles?«

Früher wurde niemals einem Patienten, den ich ins Krankenhaus überwies, die Aufnahme verweigert. Man bekam gelegentlich einen Anruf aus der Verwaltung, daß der Patient nicht versichert oder Sozialhilfeempfänger sei oder seine Versicherung sich weigere, die Behandlung weiter zu tragen. Dann antwortete ich immer ungerührt: »Das bespreche ich morgen«, und mein Patient wurde aufgenommen. Ich hatte genügend Prestige, um das System zu überlisten. Doch angesichts veränderter wirtschaftlicher Bedingungen und einer neuen Krankenhausverwaltung sah ich bald meinen Einfluß schwinden. Es mochte bald Situationen geben, in denen ein Patient, der kein Notfall war, nicht aufgenommen würde. Und »Notfall« bedeutet für das Krankenhaus und den Patienten unter Umständen etwas völlig Verschiedenes.

Das Warten und Aufnehmen der Daten dauerte fast eine Stunde und war äußerst ärgerlich. Als ich meine Praxis eröffnete, kannte ich einen Arzt, der sich auf die Behandlung reicher Leute spezialisiert hatte. Wenn er jemanden ins Krankenhaus schickte, brachte er sie persönlich dorthin: Er winkte den Sekretärinnen ab, geleitete den Patienten in sein Zimmer und ging dann selbst zurück zur Pforte, um der Verwaltungskraft die notwendigen Einzelheiten zu diktieren. Ich lachte damals darüber, wie er diese Leute mit Glacéhandschuhen anfaßte. Jetzt begriff ich, daß diejenigen, die es sich leisten konnten, gern den hohen Preis für die Dienstleistung ihres Arztes bezahlten.

Ich war in den Aufnahmeraum *gegangen*. Meine Beine waren in Ordnung; das Problem saß in meiner Kehle, aber ich mußte mich den Krankenhausritualen beugen und durfte nicht zu Fuß in mein Zimmer gehen. Man schob mich in einem Rollstuhl dorthin. Dann versetzte man mir die letzte Demütigung: Sie nahmen mir meine Kleider fort und gaben mir ein lächerliches Stück Stoff. Ich bin ziemlich kräftig gebaut, groß und habe, wie man sagt, einen Brustkorb wie ein Schrank. Als ich mir dieses Stoffstückchen um den Hals band, reichte es unten nicht mehr, um meine vornehmsten Körperteile zu bedecken. Es war viel zu eng und klaffte hinten weit auf. Ich fühlte mich so nackt wie ein neugeborenes Baby und plötzlich auch genauso hilflos.

Auch das Liegen in einem Krankenhausbett war eine

neue Erfahrung. Ich war Tausende von Malen in ähnlichen Zimmern gewesen, aber in einer anderen Position. Damals waren Macht und Kontrolle auf meiner Seite gewesen, ich war ordentlich gekleidet, stand und blickte auf den hilflosen Patienten im Bett hinab. Jetzt war ich der Patient und tatsächlich aller Würde beraubt. Ich hatte nichts mehr zu sagen. Ich wurde wie ein Baby behandelt.

Später an diesem Morgen, als ich mich langsam damit abfand, kam eine Krankenschwester mit einem weiteren Formular herein, das ich unterzeichnen sollte. Es war ein langes juristisches Dokument in sehr kleiner Schrift, in dem stand, daß ich über die Risiken der Operation und der Narkose Bescheid wüßte. Ein ähnliches Formular entband das Krankenhaus von aller Verantwortung, dieses hier schützte den Chirurgen und den Anästhesisten. Warum konnte das nicht auch am Anfang erledigt werden? Ich weiß es nicht.

Ich begreife den Grund für diese Formulare. Angehörige der medizinischen Berufe fürchten, verklagt zu werden, besonders, seit man gerichtlich festgelegt hat, daß Patienten über alle Risiken und Alternativen informiert werden müssen. Selten jedoch werden die Formulare erklärt, sie werden sogar nur selten gelesen.

Meine Schwiegertochter Lois ist Anwältin, und als sie zur Geburt ihres ersten Kindes ins Krankenhaus ging und auf dem Weg in den Kreißsaal war, hielt ihr die Schwester die Einverständniserklärung unter die Nase. Lois protestierte: »Meine gesamte Ausbildung als Anwältin verbietet mir, etwas zu unterzeichnen, das ich nicht gelesen und nicht verstanden habe.« Die verdutzte Schwester holte den Arzt, um mit der schwierigen Patientin fertig zu werden. Dieser Arzt erklärte Lois ein paar Minuten lang auf sanfte Weise, daß auf die Narkose Tod oder Lähmung folgen könne. Erschrocken und hilflos blickte Lois ihren Mann Richard an, ebenfalls Arzt, und dieser sagte leise: »Unterschreib.«

Auch ich unterschrieb meine Einverständniserklärung. Was sonst hätte ich tun können? Ich hatte erlebt, wie nutzlos es war, sich dagegen zu sträuben, als eine meiner Patientinnen wegen einer Hysterektomie (Gebärmutterentfernung) eingeliefert wurde. Sie hatte zwar die Zustimmungserklärung unterschrieben, aber da sie noch jung war, verlangte der Chirurg auch die Unterschrift ihres Mannes. Dieser weigerte sich.

»Wiederschaun«, meinte der Chirurg. »Gehen Sie nach Hause. Heute gehe ich Golfspielen. Bis morgen in der Praxis.« Damit verließ er das Krankenhaus.

Ich wollte nicht, daß meine Operation verzögert wurde. Die Operation war für zwölf Uhr mittags angesetzt, doch man hatte mich schon für sieben Uhr ins Krankenhaus bestellt. Ich hatte Glück. Patienten, die um acht an der Reihe sind, müssen sich um fünf Uhr in der Frühe im Krankenhaus einfinden. Über hundert Jahre herrschte die Tradition, den Patienten am Abend vor der Operation aufzunehmen, aber in den letzten Jahren hat man dieses Verfahren geändert. Viele Krankenhäuser nehmen den Patienten am Tag der Operation auf, nicht, weil eine wissenschaftliche Untersuchung bewiesen hätte, daß dies dem Patienten zugute kommt, sondern weil es von Vorteil für das Krankenhaus ist. Krankenhäuser werden heute nach Fall bezahlt, nicht nach Tagen. Je weniger Tage der Patient im Krankenhaus verbringt, um so mehr Geld verdient die Institution.[*]

Die Patientenaufnahme hatte eine Stunde gedauert, also mußte ich vier angstvolle Stunden irgendwie hinter mich bringen. Ich versuchte zu lesen, konnte mich aber nicht konzentrieren; daher sprach ich mit meiner Frau über unwichtige, belanglose Dinge. Gegen Mittag, als ich zu allem bereit war, kam die Krankenschwester mit einer schlechten Nachricht herein. Der OP sei bereit, aber der Chirurg noch nicht. Er sei bei einer Operation in einem anderen Krankenhaus aufgehalten worden. Das war ärgerlich. Ich weiß, daß Chir-

---

[*] Alle Angaben zum Gesundheitswesen beziehen sich auf die USA. Doch sind die grundsätzlichen und natürlich die menschlichen Probleme den unseren vergleichbar. Anm. d. Ü.

urgen ihre leichten Fälle immer an den Schluß legen, aber jetzt hatte er sich verspätet und mußte zwischen einer größeren Operation und meinem Eingriff noch das Krankenhaus wechseln. Wenn er endlich bei mir ankäme, würde er bestimmt erschöpft sein; er würde sich beeilen, um die Zeit wieder aufzuholen und seine Nachmittagstermine pünktlich zu erfüllen. Ich würde weniger als bestens behandelt werden. Einen Kollegen so zu behandeln fand ich schäbig.

Es wurde langsam Mittag, also machte ich mir Gedanken um den Narkosearzt. Die modernen Anästhesiegeräte sind komplizierte Apparaturen, die nur Experten bedienen können. Ich habe schon erlebt, daß ein Anästhesist Hunger bekam und auf ein Brot und ein Glas Saft auf den Flur ging, während die Maschine dem Assistenten übergeben oder auf Automatik gestellt wurde. Aber Richard hatte meinen Anästhesisten genau ausgewählt. Ich wußte, daß jemand, den mein Sohn aussuchte, mir das nicht antun würde.

Richard hatte am Abend zuvor angerufen. Er hatte nach der Biopsie gefragt, und ich hatte ihm versichert: »Mach dir keine Sorgen, ist nur ein kleiner Eingriff.«

»Ich weiß«, hatte er geantwortet. »Und dein Arzt, Al Cade, ist gut. Das Risiko ist nicht der Eingriff, sondern die Narkose.«

»Du hast recht«, stimmte ich zu. »Ich habe nicht daran gedacht und die Auswahl des Anästhesisten Al überlassen.« Dann hielt ich Richard einen Vortrag: »Als ich Student im obersten Semester war, machte man Mandeloperationen oft nur mit lokaler Betäubung. Ich sah bei einer Operation zu, als der Chirurg die eine Mandel spritzte, und der Patient, sechzehn Jahre alt, sackte tot zusammen. Die Lernschwester hatte die Nadel mit Kokain statt mit Novocain gefüllt, das damals gebräuchlich war.

Im Zweiten Weltkrieg war Pentothal *das* neue intravenöse Narkosemittel. Die Dienstverpflichteten spritzten begeistert das neue Zeug, während die Ärzte operierten. Später merkten wir, daß einige der Verwundeten an dem Narkosemittel starben und nicht an der Operation.

Ich habe von Patienten gehört, denen man vor der Operation eine Morphiumspritze gab und die es nicht einmal auf den OP-Tisch schafften. War es eine falsche Dosis oder eine seltene Überempfindlichkeit? Das werden wir nie erfahren.«

»Warum rufst du nicht Onkel Bill an?« schlug Richard vor und unterbrach damit meine Tirade. »Er ist jeden Tag im OP, der kennt alle Anästhesisten.«

Bill ist mein Bruder und ein vielbeschäftigter Chirurg. »Ich wünschte, ich könnte ihn erreichen«, antwortete ich. »Er ist angeln, und du weißt ja, wie er ist ... er setzt seinen alten Filzhut auf, steckt sich eine Feder hinters Ohr, trifft sich mit seinen Indianerfreunden, und wenn er erst einmal Fisch riecht, vergißt er alles andere. Er ist auf dem Mount Hood, und ich bezweifle, ob er vor Mitternacht nach Hause kommt. Du bist doch auch wichtig und hast Einfluß. Beschaff' mir den besten Anästhesisten, den du findest.«

Später rief Richard noch einmal an. Er hatte einen Narkosearzt ausgesucht, der sich speziell mit meinem Fall befassen sollte, und jetzt, beim Warten auf die Operation, sagte ich trotz der Sorgen um den Hunger des Anästhesisten zu meiner Frau: »Es zahlt sich aus, wenn ein Sohn Arzt ist. Ich fühle mich in guten Händen. Ich habe einen guten Chirurgen und den besten Anästhesisten.«

Endlich kam ich an die Reihe. Die Schwester, die mich abholte, behandelte mich wie ein Kind. Ich weiß, sie meinte es gut, aber es war mir peinlich. Sie war kaum fünfundzwanzig Jahre alt. Ich war immer ihr Chef gewesen, und nun sagte sie mir, was ich zu tun hatte. Ohne mich um Erlaubnis zu fragen, nahm sie mir die Decke fort, und da lag ich, fast nackt. Ich hatte nur dieses Krankenhaushemd an, das mir gerade bis zum Bauchnabel reichte. Sie wollte mir auf den Wagen helfen, aber ich ließ es nicht zu. Noch war ich nicht hilflos. Als ich mich hingelegt hatte, bedeckte sie mich wieder mit dem dünnen Laken, das mir für jedermann durchsichtig schien, und man schob mich über den Gang zum Fahrstuhl. Im Lift waren noch andere Menschen; alle blickten auf mich herab, und wieder fühlte ich mich nackt. Als wir endlich im OP ankamen, war ich richtig froh, den Anästhesisten zu sehen. Er begrüßte mich, gab mir eine Spritze, und schon war ich eingeschlafen.

Als ich wieder aufwachte, lag ich auf der Wachstation, und alle lächelten. Eine junge, hübsche Schwester hielt meine Hand. Das war ein so angenehmes Gefühl, daß ich mir immer sicherer wurde, die Narkose habe weder meinem Körper noch meinem Gehirn geschadet.

Kurz danach wurde ich auf mein Zimmer zurückgebracht, und der Chirurg erschien. Er war fröhlich und wirkte sehr beruhigend. Er hatte einen kleinen Polypen gefunden und versicherte mir, ohne eine pathologische Prüfung abzuwarten, er sei gutartig.

Ich war nicht so beruhigt, wie ein Laie es vielleicht gewesen wäre. Ich wußte es besser. Ich hatte als Assistenzarzt gelernt, daß ein Chirurg beim bloßen Anblick eines Gewebes nicht feststellen kann, ob es sich um Krebs handelt oder nicht. Erst eine mikroskopische Untersuchung liefert den Beweis.

Der Patient war Al Kendall gewesen, ein stämmiger irischer Feuerwehrmann, fünfundvierzig Jahre alt und in der Blüte seines Lebens. Es war in der ersten Woche meiner Assistenzzeit in St. Louis. Ich war dreiundzwanzig, voller Idealismus und überzeugt, Ärzte seien unfehlbar. Ich wusch mir mit einem weltberühmten Chirurgen die Hände vor der Operation, bei der der Bauch geöffnet wurde. Der Arzt warf einen Blick hinein, hob die Hände und sagte: »Inoperabel. Krebs.« Er brach die Operation ab, schloß die Wunde und schickte den Patienten in sein Zimmer, um zu sterben.

Da ich der Jüngste im Team war, beschlossen die anderen, es sei eine gute Erfahrung, wenn ich der Familie die schlechte Nachricht brächte. Darauf hatte mich die Universität nicht vorbereitet. Ich wußte nicht, wie ich es anfangen sollte. Ich fand seine Frau, ein zierliches irisches Mädchen mit großen braunen Augen und dunklem Haar, die aufgeregt auf dem Flur wartete. So sanft ich konnte, teilte ich ihr mit, ihr Mann habe einen nichtoperierbaren Krebs. Zuerst starrte sie mich fassungslos an, dann, als sie zu sich kam, rollten Tränen über ihre Wangen. Sie griff nach meiner Hand und fragte: »Wie lange hat er noch zu leben?«

»Höchstens sechs Monate«, antwortete ich und ging dann. Ich fragte mich, warum ich je hatte Arzt werden wollen.

Ein Jahr später traf ich Mrs. Kendall auf der Straße.

»Wie geht es?« fragte ich, meinte aber in Wirklichkeit: »Wann starb Ihr Mann?«

Sie verstand das und antwortete: »Al geht es gut, und er arbeitet auch wieder.«

»Was ist passiert?«

»Wir haben einfach abgewartet, aber als sechs Monate vorbei waren und er immer noch lebte, gingen wir zu einem anderen Arzt, der ihn nochmal operierte. Sie hatten unrecht. Al hat nie Krebs gehabt. Er hatte eine Entzündung der Bauchspeicheldrüse.«

Diese Erfahrung zu Beginn lehrte mich, niemals eine Prognose zu stellen und nie Krebs zu diagnostizieren, ohne daß das Zellgewebe mikroskopisch untersucht worden war. Ich habe gelernt, daß es dem Menschen nicht gegeben ist, die Lebensdauer eines anderen vorherzusagen. Ich habe erlebt, daß Ärzte dem Patienten und der Familie mitteilten, es sei hoffnungslos, und dennoch überlebte der Patient. Handelt es sich bei solchen Fällen um Wunder? Ich glaube nicht, aber erklären kann ich sie auch nicht.

Meine eigene Krankheit hatte sechs Monate vor der Operation begonnen. Meine Stimme schien sich zu verändern. Na und? Ich hatte eine Erkältung und wurde auch nicht jünger. Jeder bekommt mal eine Erkältung. Aber Erkältungen sind meistens nach ein paar Tagen vorbei, meine blieb. Meine Heiserkeit blieb ebenfalls. Das konnte ich nicht ignorieren, aber ich war zu beschäftigt, um zu einem Arzt zu gehen. Meine Frau drängte mich, und zögernd nahm ich den Termin wahr, den sie mit unserem Freund, Dr. Al Cade, einem Hals-, Nasen- und Ohrenarzt, abgemacht hatte.

In fünf Minuten hatte der Arzt mit einem Spiegel meinen Rachen betrachtet und mir auf die Schulter geklopft. »Ich kann nichts sehen, Ed. Vermutlich eine Erkältung. Nimm Antibiotika, wenn du nicht allergisch dagegen bist. Versuch's mit Penicillin. Hier hast du ein paar Muster. Ich gebe dir auch ein paar Antiallergiepillen. Versuche es auch mit einem Inhalator.«

Ich mag ihn; er sagte mir genau, was ich hören wollte. Ich ging also nach Hause, warf die Muster in den Müll, kaufte auch keinen Inhalator und nahm auch kein Penicillin. Meine Heiserkeit blieb.

»Kein Wunder, daß es dir nicht besser geht«, meinte meine Frau. »Du hast nichts von dem getan, was der Arzt dir geraten hat.«

»Ich glaube nicht an Ärzte«, erwiderte ich. »Manchmal geben sie dir eine Medizin, weil ihnen nichts anderes einfällt. Ich finde es auch nicht gut, leichtfertig Penicillin zu verschreiben – ganz bestimmt nicht gegen eine Erkältung, denn da hilft es gar nicht. Das Zeug kann wie Gift wirken, wenn man es nimmt, ohne es zu brauchen.«

Im Februar kehrte die Heiserkeit zurück, aber ich wußte, daß ich nicht krank war. Ich hatte kein Fieber, keine Schmerzen, keinen Appetitmangel, und mein Arzt hatte gesagt, alles sei in Ordnung. Jawohl, ich war sicher, gesund zu sein, die Kranke war meine Frau. Sie hatte Fieber, einen Husten und fühlte sich erschöpft.

Ich hatte allen Grund, mich um sie zu sorgen. Es war lange her, seit man ihr eine von Krebs befallene Brust entfernt hatte, und ich machte mir Sorgen. Vielleicht hatte sich der Krebs auf die Lungen ausgebreitet. Ich bestand darauf, daß sie zu einem Lungenspezialisten ging. Er röntgte sie und fand, wie ich befürchtet hatte, Flecken auf der Lunge. Er empfahl eine bronchoskopische Untersuchung.

»Wir müssen sicher sein, daß sie keinen Krebs hat«, meinte er, und ich stimmte zu.

Dann tat ich, was Ärzte häufig tun, wenn sie selbst krank werden. Um die Anspannung und Verzögerungen zu vermeiden, die zu einem regulären Praxisbesuch gehören, fangen sie einen Kollegen bei einer Tasse Kaffee in der Kantine ab und beschreiben ihm ihre Symptome. Unter uns nennen wir das Randsteinkonsultationen. Sie sind umsonst, schnell, schmerzlos – und oft wertlos. Als ich mit meiner Frau in der Praxis saß, faßte ich all meinen Mut zusammen und fragte: »Wo wir einmal hier sind, können Sie auch bei mir etwas anschauen. Ich bin irgendwie dauernd heiser.«

Er hatte wenig Zeit, und ich hatte keinen Termin verabredet, aber dieser zweite Arzt ordnete höflich eine Röntgenaufnahme an, betrachtete das Foto und beurteilte alles als normal. Dann steckte er ein Instrument in meinen Rachen, untersuchte rasch den Kehlkopf und zog das Ding wieder heraus. Er sprühte ein lokales Betäubungsmittel in meine Kehle, blickte noch einmal sorgfältiger hinein und meinte: »Sie brauchen sich keine Sorgen zu machen.« Ich war erleichtert; zwei Ärzte hatten mir versichert, es gäbe keinen Grund zur Beunruhigung, und ich war die Sorgen los, ohne einen Termin abmachen zu müssen.

Die Untersuchung meiner Frau war gründlicher; sie bekam ein Beruhigungsmittel, und ihre Lungen wurden mit einem Bronchoskop untersucht, eine Prozedur, die ich nicht gern ertragen hätte. Der Arzt beruhigte uns: »Sie haben beide keinen Anlaß zur Sorge.«

Das Fieber und der Husten bei meiner Frau verschwanden, aber meine Heiserkeit blieb. Ich war nicht krank; ich wußte, daß ich nichts Ernsthaftes hatte. Zwei Spezialisten hatten es mir bestätigt. Ich wußte, daß sie gut waren, denn ich überwies regelmäßig Patienten an sie.

Die Heiserkeit blieb zwar, aber ich arbeitete weiter. Im März bemerkten meine Patienten manchmal: »Sie hören sich aber schrecklich an«, und fragten besorgt: »Sind Sie krank?«

Ich wußte, daß keine Erkältung dieses Problem verursachte. Dafür dauerte es schon zu lange. Doch obwohl ich es besser wissen mußte, sagte ich zu Freunden und meiner Familie, es bestünde kein Grund zur Beunruhigung, und vermied, das Problem weiter zu erforschen. Warum soll man nach schlimmen Dingen suchen?

Schließlich traf Dee, am Ende ihrer Geduld und ohne mich um mein Einverständnis zu fragen, eine Verabredung mit Dr. Cade. Da ich trotz meiner gespielten Nonchalance Angst hatte, kam ich viel zu früh. Der Arzt behandelte mich als Kollegen. Das Wartezimmer war zwar voll, aber man nahm mich sofort an die Reihe. Er beruhigte mich mit einem Lächeln, einem Handschlag, und dann kam die dritte Untersuchung meiner Stimmbänder. »Alles in Ordnung«, sagte er. »Vielleicht sind sie ein bißchen geschwollen, ein wenig entzündet, aber kein Grund zur Sorge. Nimmst du dein Penicillin und den Inhalator?«

»Nein«, gestand ich.

»Kein Wunder, daß es dir nicht besser geht«, schalt er mich. Dann griff er in seine Schublade und gab mir ein paar weitere Ärztemuster.

»Al«, lachte ich, »behalt die für deine Patienten. Die kannst du auf den Arm nehmen, mich nicht. Wenn es eine einfache Erkältung ist, bringt nichts aus dieser Schublade sie wieder in Ordnung. Ich will nur sicher sein, daß ich keinen Krebs habe.«

»Heilen tut es vielleicht nicht, aber vielleicht fühlst du dich dann besser«, beharrte Al.

»Du erinnerst mich an Davy Goodman«, erwiderte ich. »Davy und ich waren bei der Armee in der gleichen Truppe. Er stammte aus New Jersey und war ein bißchen älter als wir anderen, denn wir kamen frisch von der Hochschule. Er erzählte uns immer gern, wie man in der Welt draußen praktizierte. Damals war Durchfall ein großes Problem bei Säuglingen, und es gab keine Kur dagegen. Davy beschrieb uns seine Methode so: ›Wenn eine Mutter zu einem kommt, sagt man ihr, sie solle dem Baby Hühnersuppe geben. Diese Suppe solle sie aus einem Huhn kochen, das genau acht Tage alt ist, keine sieben, keine neun, sondern acht Tage alt. Sie wird einen Tag damit verbringen, die Märkte danach abzugrasen, und man bekommt keine panischen Anrufe. Wenn sie sich wieder meldet, geht es dem Kind schon besser.‹«

»Al, behandele mich nicht wie einen Patienten, behandele mich wie einen Arzt«, bat ich ihn.

Obwohl das Wartezimmer voll war, erzählte mir Al eine Viertelstunde lang von einer Partnerschaft, die er gegründet hatte, um ein neues medizinisches Gerät auf den Markt zu bringen.

Ich ging in Hochstimmung hinaus. Al gefiel mir. Ich wußte, daß ich keinen Krebs hatte, und mein Kollege hatte mich behandelt, wie ein Arzt es verdient.

Ich hätte es ahnen müssen, als Al mich außer der Reihe hereinbat, denn ich habe viele Ärzte und ihre Familien behandelt. Wenn man sie anders angeht, als die übrigen Patienten, liegt ein Irrtum nicht fern.

Eine Woche später kam Al zu mir in die Praxis, um zu sehen, wie es mir ginge. Ja, glaubte ich, er schenkt mir besondere Aufmerksamkeit, aber immerhin hatte ich Dr. Cade schon viele Patienten überwiesen. Wieder ließen wir es zu, daß belanglose »professionelle« Beweggründe die Diagnose und Behandlung bestimmten.

»Es geht mir nicht besser«, sagte ich.

»Ich habe dir die neueste Behandlungsmethode mitgebracht«, sagte er. »Du hast vielleicht eine Allergie. Versuche es mit diesem Kortison-Inhalierer.«

»Kommt überhaupt nicht in Frage«, sagte ich. »Das ist nichts für mich. Ich verschreibe seit Jahren schon Kortison.

Das Zeug ist Dynamit, voller Nebenwirkungen. Ich setze es immer weniger ein, nur, wenn es gar keine andere Wahl mehr gibt.«

»Das ist aber eine neue Methode des Einnehmens, damit man die Nebenwirkungen vermeidet. Man atmet es ein.«

Gegen besseres Wissen benutzte ich zehn Tage lang diesen Kortison-Inhalierer. Ich wollte dringend, daß es mir besser ging, daher redete ich mir ein, es helfe. Ich wollte, daß mein Problem auf einer Allergie beruhte. Doch die Heiserkeit ließ in Wirklichkeit nicht nach.

Im April tat mir mein Kiefer weh, und ich ging zu einem jungen Zahnarzt. Dieser klopfte meine Zähne ab, röntgte sie und sagte: »Ihre Zähne sind gut, aber Sie beißen einseitig.«

Ich sagte zu meiner Frau: »In all den Jahren bin ich immer zum Zahnarzt gegangen, aber noch keiner hat je ein Problem in der Art gefunden, wie ich beiße. Dieser Junge ist clever. Er ist modern und auf dem laufenden.«

Mit meiner Zustimmung schliff der Zahnarzt einen Bakkenzahn ab und sagte: »Jetzt ist bestimmt alles in Ordnung.« Ich ging nach Hause, aber nichts war in Ordnung. Der Schmerz blieb. Ich wartete eine Woche und ging zurück zu dem Zahnarzt, der wieder sagte: »Ihre Zähne sind in Ordnung, Sie beißen falsch.«

Er schliff noch einen Backenzahn ab, überprüfte den Zubiß und versicherte mir: »Jetzt ist alles in Ordnung.«

Ich ging nach Hause, hatte zwei schmerzfreie Nächte, doch in der dritten kehrte der Schmerz wieder. Ich ließ mir noch mehr abschleifen, und zwei Tage später, an einem Samstagmorgen, wachte ich mit Zahnschmerzen auf und spuckte einen halben Zahn aus.

»Meine Güte«, sagte der Zahnarzt, als er mich sah. »Ich habe den falschen Zahn abgeschliffen.« Dann schickte er mich zu einer Wurzelbehandlung bei einem Spezialisten. Der Zahn war verloren.

Schon bald traf die Rechnung des Zahnarztes ein: dreihundert Dollar für drei Besuche. Ich wollte sie nicht bezahlen, fragte mich aber, wie oft ich wohl Patienten behandelt hatte, ohne eine Diagnose zu stellen, oder ein Medikament verschrieben hatte, auf das sie nicht reagierten. Doch eine Rechnung habe ich immer geschickt. Ich habe sogar einmal einen Brief von einer Frau bekommen, die mir schrieb: »Herr Doktor, als ich im Krankenhaus war, zog mein Arzt Sie zu Rate. Sie glaubten, ich läge im Koma, doch das war nicht der Fall. Sie wurden getäuscht, weil ich die Augen geschlossen hielt. Sie standen am Fußende meines Bettes und sagten zu meinem Arzt: ›Ich weiß es nicht, ich weiß es einfach nicht.‹ Herr Doktor, das ist die erste Arztrechnung meines Lebens, die ich nicht bezahle. Ich bin bereit, für das zu zahlen, was Sie wissen, aber nicht für das, was Sie nicht wissen.«

Nach dieser Erinnerung bezahlte ich die Zahnarztrechnung.

Als die Wurzelbehandlung beendet war, riet mir dieser Arzt, vorbeugend Penicillin zu nehmen, um einen Abszeß zu vermeiden. Jetzt hatte ich einen doppelten Grund, Penicillin zu nehmen: Meine Heiserkeit und auf Anraten des Zahnarztes. Zögernd nahm ich das Mittel.

Mit Penicillin war ich wohl vertraut. Vor dem Zweiten Weltkrieg war Lungenentzündung eine der verbreitetsten Todesursachen, und es gab kein wirksames Mittel dagegen. 1944 wurde ich von der Armee an ein Krankenhaus in Oxford, England, kommandiert, um eine neue Geheimwaffe kennenzulernen. Ein Londoner Bobby mit Lungenentzündung lag im Sterben. Man gab ihm eine Spritze mit Penicillin, und am nächsten Tag schon ging es ihm besser. Später nahm ich an der Invasion der Normandie teil und wurde mit dem Bronzenen Stern ausgezeichnet, weil ich verwundete Soldaten mit Penicillin behandelt hatte.

Im Verlauf der Zeit entdeckte man auch die Nachteile des Penicillins. Manche Bakterien wurden gegen dieses Antibiotikum resistent, und dann wirkte Penicillin nicht mehr. In Krankenhäusern, in denen Penicillin zu oft eingesetzt wurde, entwickelten sich Infektionsherde, weil diejenigen Organismen, die auf Penicillin reagierten, zerstört wurden, während jene, die resistent waren, aufblühten. In solchen Institutionen gehörten Staphylokokken-Hautinfektionen zur Tagesordnung. Ich weiß von einem Säugling, dessen Tod als Krippentod bezeichnet wurde, der aber meines Wissens eindeutig an einer Penicillin-Allergie starb. Ein übereifriger Kinderarzt hatte ihm das Medikament gegen eine einfache Erkältung verschrieben.

Oft bestehen Patienten, die nur eine Erkältung haben, auf »einem Schuß Penicillin«. Da ich inzwischen Erfahrung habe, gehe ich darauf nicht ein, weil ich weiß, daß Penicillin bei Erkältungen nutzlos ist. Ich habe persönlich schwere allergische Reaktionen erlebt, Hautreizungen und Durchfälle, die auf unnötige Verabreichung von Penicillin erfolgten. Trotz alledem ist es oft schwierig, den Patienten zu überzeugen, daß Penicillin unnötig ist oder gar schädlich wirken könnte.

In Krankenhäusern wird die Verschreibung von Antibiotika überwacht, doch freipraktizierende Ärzte können das für sich allein entscheiden. Ich war entschlossen, Penicillin nur zu nehmen, falls es unbedingt nötig war. Als Arzt hatte ich befunden, daß Penicillin bei meiner Heiserkeit nicht angezeigt war, aber in der Zahnheilkunde kannte ich mich nicht aus. Der Zahnarzt bestand darauf, daß ich einen Abszeß hätte und in Gefahr schwebe, eine schwere Infektion zu entwickeln, die durch das Penicillin verhindert werden könnte. Zögernd erklärte ich mich einverstanden und nahm es ein, aber ohne Nebenwirkungen. Es brauchte noch einmal sechs Wochen mit hartnäckiger Heiserkeit, ehe ich in diesem Krankenbett endete.

Ich verließ das Krankenhaus am Nachmittag nach der Erkundungsoperation und wachte am folgenden Morgen zu Hause auf, voller Angst vor dem Befund des Pathologen. Nach einer Weile wurde ich so unruhig, daß ich im Garten ungeduldig auf- und abstampfte. Gegen Mittag kam Dee endlich nach draußen, um mir zu sagen, daß Dr. Cade angerufen habe. Der Pathologe hatte das Gewebe als gutartig eingestuft. Ich weiß, daß Pathologen sich manchmal irren, und ich weiß auch, daß manche Gewebeproben anfangs als gutartig, später aber doch als bösartig eingestuft wurden. Oder umgekehrt. Doch heute erlaubte ich mir keine solchen Zweifel. Mir gefiel der Befund, und ich war erleichtert.

Nach der Operation war es mit meiner Stimme schlimmer geworden, und als die Heiserkeit nach mehreren weiteren Wochen immer noch nicht abgeklungen war, rief ich meinen Arzt an. »Mach dir keine Sorgen«, sagte er, »Stimmbänder heilen nur langsam. Du kannst bald wieder normal sprechen.« Ich versicherte allen Freunden, meiner Familie und meinen Patienten, alles sei in Ordnung, doch mein Problem blieb.

Ich bekam jede Menge ungebetene Ratschläge.

»Hör zu reden auf.«

»Trink Kaktussaft.«

»Mach doch mal Urlaub.«

Jeder wußte einen anderen Vorschlag. Ich krächzte weiter vor mich hin, doch mir gefielen diese Ratschläge, denn sie versicherten mir, daß meine Freunde sich um mich Sorgen machten. Als Arzt habe ich natürlich etwas gegen den Rat von Verwandten, Freunden und Fremden für meine Patienten. In meiner Generation und selbst heute noch gilt das Wort eines Arztes etwas. Und das stellt man nicht in Frage. Ich habe oft zu Patienten gesagt: »Ich habe mich mein ganzes Leben lang mit Ihrer Krankheit befaßt. Wenn ich nicht sicher bin, was ich tun soll, wie kann Ihr Nachbar da besser Bescheid wissen? Ich bin dazu befugt, er aber nicht.« Dann überreichte ich ihnen die Stellungnahmen der amerikanischen Ärztekammer. Darin wurde erklärt, warum sie auf mich hören sollten und nicht auf andere Heiler.

Olive Jensen, eine meiner Arthritis-Patientinnen, war die Mutter eines Arztes, daher behandelte ich sie kostenlos. Um sich dafür erkenntlich zu zeigen, schenkte sie mir zu Weihnachten sechs Exemplare eines Buches, dessen Autor behauptete, weil er kein Arzt sei, sondern medizinisch-technischer Assistent, verstünde er mehr von den Körperflüssigkeiten. Er empfahl Unmengen von Lebertran, um die Gelenke zu schmieren. Mrs. Jensen schenkte mir vermutlich so viele Exemplare von diesem Buch, damit ich sie an meine Patienten verteilte. Ich habe mich damals sehr darüber geärgert, aber heute verstand ich zum ersten Mal ihre Absicht. Sie war seit Monaten behindert, und ich hatte ihr nicht geholfen. Kein Wunder, daß sie sich anderswo umschaute.

Ich hingegen hatte drei Untersuchungen und eine Operation hinter mir, und meine Heiserkeit war schlimmer geworden. Ich las also alles, was ich zu diesem Thema finden konnte, und zwar nicht in der Fachpresse. Ich mußte alle Willenskraft aufbieten, um diese Artikel nicht an Dr. Cade zu schicken, aber da ich unsere Profession gut kannte, wußte ich, daß ich ihn damit beleidigen würde.

Zwei Monate nach der Operation ging es mir immer noch nicht besser, aber ich suchte keinen weiteren Spezialisten auf. Ich brach eine Grundregel: »Holen Sie ein weiteres Urteil ein, wenn es Ihnen nach einer bestimmten Zeitspanne nicht besser geht.« Diese bestimmte Zeitspanne war nun schon lange verstrichen.

Statt dessen versuchte ich es mit Hustenbonbons. Sechs Schachteln davon lutschte ich hintereinander. Mit einem Patienten, der das getan hätte, hätte ich geschimpft. Aber mein Fall lag ja anders. Ich war bereits bei zwei Ärzten gewesen – und der Tip mit den Hustenbonbons stammte immerhin auch von einer Kollegin. Eines Abends, bei einem Essen bei Freunden, nahm mich Dr. Rian beiseite, weil sie Mitleid mit mir hatte, denn ich konnte kaum noch sprechen. Sie gab mir ein paar von ihren Hustenbonbons. Sie seien etwas ganz Besonderes, versicherte sie, und sie nehme sie seit ihrer Kindheit. Es gab diese Drops nicht in der Apotheke, sondern nur im Reformhaus. Dee besorgte sie mir, damit mich ja niemand dabei sah. Erst nach der sechsten Packung gab ich auf und rief Dr. Cade an.

Der hörte sich meine Beschreibung an und sagte: »Mit deinen Stimmbändern ist alles in Ordnung. Es ist vielleicht psychisch. Ich schicke dich in das Sprechstörungszentrum an der Uniklinik.«

Ich hätte es wirklich besser wissen müssen. Zu oft benutzen Ärzte diese Diagnose, um ihr eigenes Scheitern zu bemänteln. Aber seine Antwort gefiel mir wiederum, denn sie bedeutete, daß ich ein Problem hatte, das man in den Griff bekommen würde.

Mein Vater schon hatte mir beigebracht, daß Emotionen Krankheiten beeinflussen. Dad litt unter starken Kopfschmerzen. Alle paar Wochen tauchten sie auf, und an besonders schlechten Tagen konnte er nicht an unserer Tankstelle in Omaha arbeiten. Dann half Mutter an der Pumpe aus; er aber zog sich in ein Hinterzimmer zurück, sank zwischen Öl- und Benzinkanistern auf einen Sessel, zog die Jalousien herab, legte sich ein feuchtes Tuch auf den Kopf und litt den ganzen Tag.

Wenn ihre Söhne in der Schule waren und der Mann krank, führte meine Mutter die Tankstelle allein. Damals waren die Pumpen noch nicht elektrisch. Sie pumpte mit der Hand und hatte auch nichts dagegen, wenn ihre Hände schwarz und schmierig wurden. Wenn ein Autofahrer vorfuhr und man den Vergaser säubern oder die Zündkerzen wechseln mußte, so tat sie es. Die Männer standen einfach kopfschüttelnd daneben und sahen ihr ungläubig zu. Mir war das peinlich. Keine andere Mutter hatte Wagenschmiere an den Händen, weil sie Männerarbeit tat. Ganz sicher aber keine jüdische Mutter. Aber sie bestand darauf, sie könne jede Arbeit genauso erledigen wie ein Mann, und sie sagte immer: »Es ist keine Schande, Drecksarbeit zu tun, solange sie ehrlich ist.«

1934, als ich neunzehn war, litt Dad wieder an seinen schlimmen Kopfschmerzen. Mutter und ich bedienten die

Benzinpumpen, als der wichtige Brief eintraf: Ich war auf der medizinischen Hochschule angenommen worden! Damals war es für Juden sehr schwer, Medizin zu studieren. Sämtliche Institutionen gaben offen zu, strenge Höchstzahlen für Juden festzusetzen. Als Jude auf einer medizinischen Hochschule aufgenommen zu werden zeugte von hoher Intelligenz, aber selbst das war nicht genug. Ein Jude konnte auf ein Wort des Verwaltungskomitees ausgeschlossen werden: »Er ist kein Gentleman«, »Er ist nicht wie wir.«

Als ich den Brief gelesen hatte, rannte ich sofort ins Hinterzimmer, um meinem Vater zu berichten. Seine Kopfschmerzen waren wie fortgeblasen. Er warf den nassen Lappen beiseite, öffnete die Fenster und kam nach draußen, um sich wieder an die Arbeit zu machen.

»Pa«, sagte ich, »ich brauche fünfundzwanzig Dollar als Anzahlung auf die Studiengebühren und um meinen Platz zu reservieren.«

»Mach dir keine Sorgen«, versicherte er. »Das Geld bringe ich irgendwie auf.«

»Das Lehrgeld beträgt zweihundert Dollar im Jahr«, erinnerte ich ihn.

»Das schaffen wir schon.«
»Wie denn?«
»Ich arbeite mehr«, sagte Dad.
»Pa, du arbeitest schon sieben Tage in der Woche von sieben Uhr morgens bis zehn Uhr abends. Du arbeitest, du ißt und du schläfst, das ist alles. Wie könntest du noch mehr arbeiten?«

»Ich mache morgens schon um sechs auf. Wir verpassen das Frühgeschäft.«

»Und deine Kopfschmerzen?«
»Wenn mein Ältester Arzt ist, bekomme ich keine Kopfschmerzen mehr.«

Ich hatte das Glück, in Omaha geboren zu sein. Wenn ich in New York zur Welt gekommen wäre und mit einer großen jüdischen Bevölkerung hätte konkurrieren müssen, wäre es viel schwerer gewesen, einen Studienplatz zu bekommen. Meine Großeltern hatten sich um die Jahrhundertwende in Omaha niedergelassen. Sie stammten aus einem kleinen Ort in der Ukraine. Sie bestanden die Einwanderungsprozedur und lebten zunächst in New York, aber da sie aus einer kleinen Stadt stammten, konnten sie sich an die neue Kultur und die große Stadt nur schwer gewöhnen. Sie schufteten nur so lange in den Fabriken, bis sie genug Geld für eine Eisenbahnfahrkarte zusammen hatten; dann fuhren sie nach Omaha, um in der Nachbarschaft ihrer Verwandten und Landsleute aus der Ukraine zu bleiben. In Omaha gab es keine hohen Häuser, keine Wohnblocks. Gleich wie arm, jede Familie hatte ein eigenes Haus und ein Stück Land. Es gab Antisemitismus, aber keinen offen zur Schau getragenen. Die Juden blieben freiwillig in ihren Vierteln unter sich, denn da waren sie in der Nähe ihrer Metzger, Badehäuser und Synagogen.

Als ich in Omaha heranwuchs, war es eine Stadt von zweihunderttausend Einwohnern, davon zehntausend Juden. Die Stadtgrenze war die sechzigste Straße, und ich fuhr oft mit meinem Großvater im Pferdewagen auf die Höfe in der Nachbarschaft, um frisches Obst und Gemüse zu kaufen. Es gab drei orthodoxe Synagogen, einen reformierten Tempel und eine orthodoxe Gemeinde. Es war eine enge Gemeinschaft, und jeder sorgte dafür, daß kein Mitglied je dem Staat zur Last fiel.

Die meisten Juden der ersten Einwanderergeneration arbeiteten als Händler, Trödler, Lumpensammler oder besaßen ein kleines Geschäft. Einige ihrer Kinder fanden eine Stelle als Verkäufer in einem der Warenhäuser oder bei der Eisenbahn, aber der öffentliche Dienst, das Bankgewerbe sowie große Firmen waren ihnen verschlossen. Nur das Rechtswesen stand ihnen offen, hingegen bestanden bei Ärzten und Zahnärzten feste Höchstquoten, und eine Stelle als Ingenieur zu bekommen war unmöglich. Niemand konnte damals ahnen, daß ich eines Tages der Arzt von Mitgliedern der Universitätsverwaltung sein würde oder daß meine vier Söhne alle mit Auszeichnung ihr Studium in Harvard und Yale abschließen würden.

Ich akzeptierte zwar, daß meine Krankheit psychische Ursachen haben sollte, wußte aber, daß diese Diagnose manchmal schreckliche Irrtümer verdeckte. Als mein Neffe Billy fünfzehn war, veränderte sich seine Persönlichkeit. Er war immer ein freundlicher Junge gewesen, der sich für die Natur und Naturwissenschaften interessierte. Plötzlich verlor er jeglichen Spaß an der Schule, stritt sich unaufhörlich mit seinen Schwestern und rebellierte gegen die Eltern. Ich schickte ihn zu einem Neurologen, der der Familie versicherte, alles sei seelisch bedingt. Er sei ein typischer Teenager, der seine Trotzphase durchmache. Ein Psychiater stimmte dem zu. Drei Monate machte Billy eine Psychotherapie. Dann, als sich auch körperliche Veränderungen zu zeigen begannen, wurde die Diagnose manifest. Sechs Monate später starb er an einem Gehirntumor.

Die Diagnose »psychisch« ergab für mich eigentlich keinen Sinn. Ich war zufrieden mit meiner Praxis, meiner Familie und meiner Umwelt, aber ich akzeptierte Dr. Cades Meinung, daß meine Krankheit wohl psychisch sei. Ich ging also in das Sprechstörungszentrum, wo ich noch nie gewesen war, obwohl ich an dieser Uniklinik 1948 begonnen hatte, Innere Medizin und Kardiologie zu unterrichten. Damals wurde mein eigentliches Interessengebiet, die Rheumatologie, nicht als medizinisches Spezialgebiet betrachtet. Mit Patienten, die an Rheuma litten, konnte man wenig anfangen, daher meinten die Ärzte, man solle sie am besten den Quacksalbern überlassen. Doch als man 1950 das Kortison entdeckte, das rheumatische Krankheiten positiv beeinflussen konnte, wurde die Rheumatologie zur anerkannten Disziplin. Da ich eine Weile mit Phil Hench an der Mayo-Klinik gearbeitet hatte, der den Nobelpreis für die Entdeckung des Kortisons erhielt, gehörte ich zu den wenigen Ärzten in den Vereinigten Staaten, die eine praktische Ausbildung in Rheumatologie erhalten hatten. Ich gründete die Rheumaklinik am Medizinischen Fachbereich der Universität Oregon, und im Laufe der Jahre, als sich mein Ruf ausbreitete, behandelte ich immer mehr Arthritiker und immer weniger Allgemeinfälle.

Ich hatte nie Grund gehabt, an das Sprechstörungszentrum auch nur zu denken. Sobald ich das Universitätsgelände überquert und das Wartezimmer betreten hatte, fühlte ich mich fehl am Platze. Das Zimmer war voller Kinder, Mütter und Spielzeug. Ich überlegte gerade, ob ich einfach wieder gehen sollte, als die Sprachtherapeutin mich unter ihre Fittiche nahm, und schon folgte ich ihr über den Gang. Wir setzten uns in ihren kleinen Behandlungsraum, und ihre erste Frage lautete: »Kennen Sie mich noch?«

Ich mußte zugeben, daß ich sie nicht wiedererkannte.

»Ich hatte vor zwanzig Jahren Arthritis und wurde von Ihnen behandelt.«

Ich schwieg. Eine solche Situation macht mich immer verlegen, denn ich weiß, daß Arthritis nur selten geheilt wird. Vermutlich hatte ich bei dieser Frau auch versagt, und jetzt war ich ihr Patient.

Die Therapeutin nahm meine Stimme auf Tonband auf. Dann wies sie mich an, gesund zu leben: kein Tabak, wenig Alkohol, körperliche Bewegung, gesunde Nahrung, zehn Gläser Wasser pro Tag, Entspannung und ein Kaltwasserzerstäuber im Schlafzimmer.

Ich rauche und trinke zwar nicht, aber ich bin zu dick und treibe wenig Sport, daher wollte ich ihrem Rat folgen.

»Sie haben recht«, sagte ich. »Ich werde jeden Tag spazierengehen, mir den Zerstäuber besorgen und mich entspannen.«

Ich beschloß, ein Musterpatient zu werden, und begann mit meinen täglichen Übungen. Für Sport habe ich mich nie recht begeistern können. Ich beginne den Tag immer mit einem Gang durch den Garten, ehe ich in die Praxis fahre.

Und am Ende eines Tages, wenn ich nach Hause komme, gehe ich nochmal durch den Garten. Insgesamt gehe ich also etwa dreitausend Schritte, bewundere meine Rosen, meine Azaleen, Rhododendren, Kamelien, Bambussträucher und Magnolien. Im milden Klima Portlands blühen die Kamelien schon im Februar. Im April sind die Knospen der Rhododendren groß wie Kokosnüsse, und Mitte Mai gesellen sich die Azaleen, Magnolien und Zierkirschen zu der Pracht. Die Stadt strahlt in allen Farben. Selbst in den ärmsten Gegenden steht alles in Blüte. Im Juli ist der Garten hinter dem Haus voller Früchte und Gemüse. Kirschen, Johannisbeeren und Nüsse gedeihen hier sehr gut. Die Gegend liefert einen Großteil des bundesweiten Bedarfs an Kirschen. Im Dezember schlägt man hier Weihnachtsbäume, und ein Hauptteil der Stechpalmenzweige fürs Christfest wächst nur wenige Meilen von meinem Haus entfernt.

Ich war nun bekehrt und beschloß, meinen täglichen Spaziergang auszudehnen. Portland hat 179 Parks. Gegenüber unserem Haus liegt das Hoyt-Arboretum mit dreiundzwanzig Meilen Wanderwegen und Bäumen aus aller Welt. Wenn man den kühlen Wald betritt, fühlt man sich wie in der freien Natur; es gibt nur wenige Spaziergänger, keine Autos, und man hört nichts mehr von der Stadt. Ich ging mit meinen neuen Vorsätzen gern über die schattigen Wege neben einem plätschernden Bach her, hörte Vogelstimmen, die ich noch nie vernommen hatte, und merkte, daß der Park zwar direkt gegenüber von dem Haus liegt, in dem wir seit dreißig Jahren leben, man mich aber nur selten auf diesen Pfaden gefunden hatte. Ich war immer zu beschäftigt gewesen. Ich erinnerte mich an eine Geschichte von einem Gärtner, dem sein Arbeitgeber leid tat. Der Besitzer mußte jeden Morgen um sieben Uhr aufstehen und in die Stadt fahren, um genügend Geld zu verdienen, damit der Gärtner sich an seinem Anwesen freuen konnte. Ich merkte, daß ich den gleichen Fehler begangen hatte. Ich hatte mich in meine Arbeit so vertieft, daß ich die Welt um mich her nicht mehr wahrgenommen hatte.

Aber obwohl ich alles tat, was mir die Therapeutin geraten hatte, ging es mir nicht besser. Beim nächsten Besuch fragte ich sie nach dem Grund.

»Sie sind nicht entspannt«, antwortete sie.

»Ich war in meinem ganzen Leben noch nie so entspannt«, gab ich zurück.

»Ich werde es Ihnen zeigen«, sagte sie. »Hier, fühlen Sie, wie steif dieser Muskel an Ihrem Hals ist.« Sie legte meine Finger auf einen Nackenmuskel.

»Sie haben recht«, sagte ich. Ich spürte zwar in den Muskeln keinen Unterschied, wollte sie aber nicht verletzen. Das war dumm, aber Patienten reagieren oft so: »Reg bloß den Arzt nicht auf, sonst kann er dich nicht leiden und kümmert sich nicht mehr um dich.« Diese Einsicht verblüffte mich. Hatte ich das vorher gewußt? Hätte es mein Verhältnis zu meinen Patienten verändert? Ich war mir nicht sicher.

Als ich zu meinem dritten Termin erschien, wartete auch der medizinische Leiter des Sprechstörungszentrums, Dr. DuVall auf mich. Ich fragte mich, warum. Ich hatte nicht darum gebeten, ihn zu sehen.

»Ich werde mir Ihre Stimmbänder mal ansehen«, erklärte er, »und dann können wir feststellen, was Sie falsch machen, und können Ihre Stimme verbessern.«

Er befestigte ein dünnes, biegsames Röhrchen an einem Ende einer Kamera. Ich mußte den Mund weit aufsperren, er leuchtete mit einer Lampe in meinen Rachen und schaltete die Kamera ein. Ich erkannte an dem entsetzten Blick der Therapeutin und dem Stirnrunzeln des Arztes, daß etwas nicht in Ordnung war. Er nahm das Instrument heraus und zeigte mir die Aufnahmen von meinen Stimmbändern. Man sah stark vergrößert eine Läsion. Ich konnte die roten, entzündeten Stimmbänder und ein riesiges Geschwür erkennen. Mir wurde schlecht, genau wie am ersten Tag in der Anatomie, als ich ein Messer in eine Leiche steckte. Jahrelange Ausbildung hatte mich gegen den Anblick von Blut und Innereien immun gemacht, aber das hier war anders. Das war ich selbst. Ich stand wieder am Anfang.

Dann sagte der Arzt leise: »Sie haben einen Tumor«, und fügte hinzu: »Vielleicht reagiert er auf Strahlen.« Er hatte das Wort zwar nicht ausgesprochen, doch ich wußte, was er meinte: Ich hatte Krebs. Ich hatte die häßliche Geschwulst selbst gesehen. Mir war keine Behandlung bekannt, die man gegen sie hätte anwenden können.

Wenn DuVall dem verbreiteten Ärztebrauch gefolgt wäre, hätte er den Krebs mit keinem Wort erwähnt. Er hätte mir geraten, zu meinem Arzt zur Überprüfung zu gehen. Ohne mein Wissen hätte er diesem seine korrekte Diagnose mitgeteilt, damit ich, der Patient, den Irrtum meines Arztes nicht bemerkte.

So schlimm diese Nachricht war, ich war dankbar, daß mir dieses Ritual erspart blieb. Ich wußte, daß dies Dr. DuVall vermutlich eine Menge Überweisungen kosten würde, denn Cade würde ihm nie wieder jemanden schicken. Doch DuVall folgte einer besseren Regel, nämlich der, die mir ein kluger Professor einst beibrachte: »Für den Patienten ist das am besten, was für ihn ethisch angemessen ist, nicht, was für den Arzt richtig ist.«

»Sie müssen gründlicher untersucht werden«, fuhr DuVall fort. »Ich sehe Sie in einer halben Stunde in meiner Privatpraxis. Meine Sekretärin soll schon mal Ihre Daten aufnehmen.«

Als ich über das Universitätsgelände ging, begriff ich, daß mir besondere Behandlung zuteil wurde, nichts, was der ganz normale Patient erleben würde. Ich brauchte mich nicht umständlich registrieren zu lassen, und der Arzt schob meine Untersuchung zwischen seine anderen Termine. Doch ich war immer noch gegen ihn eingestellt und mochte ihm nur zögernd glauben.

Ich ging in Gedanken die Fakten durch. Sicher, ich war

heiser, aber krank war ich nicht. Zwei ausgezeichnete, erfahrene Ärzte hatten mir versichert, ich hätte ein kleineres Problem mit dem Kehlkopf. Ich war hier in der Uniklinik, um mein Sprechverhalten überprüfen zu lassen, nicht, um einen Arzt zu konsultieren.

Und jetzt kam dieser Typ, zwanzig Jahre jünger als ich, und hatte die Stirn, von Krebs zu reden. Welches Recht hatte er dazu? Ich bin der Arzt. Ich sage den Leuten, wenn sie Krebs haben, aber niemand sagt das zu mir. Ärzte sind doch immun. Sie werden nie krank.

Er war jung, unerfahren, übereifrig und wollte mich beeindrucken. Er war groß, muskulös, blauäugig, hatte dichtes Haar und einen sorgfältig gestutzten Bart ohne eine Spur von Grau. Er sah beeindruckend aus, wie aus einer Fernsehserie, aber ich mochte ihn nicht leiden. Er sagte mir etwas, was ich nicht erwartet hatte und nicht hören wollte.

Immerhin bin ich ein Internist mit über fünfzig Jahren Erfahrung, beschützt von neun Ärzten in der engeren Rosenbaum-Familie. Mein Ältester, Richard, ist Neurologe. Mein zweiter Sohn, Jimmy, ist Rheumatologe, seine Frau Sandra Kardiologin. Mein dritter Sohn, Howard, und seine Frau Marcia sind beide Psychiater. (Mein vierter Sohn Kenny, ein Rebell, ist Anwalt.)

Ich führe meine Praxis zusammen mit meinem Bruder Bill, der Chirurg ist. Sein ältester Sohn Robert ist Neurologe. Sein zweiter Sohn Tom ist Gehirnchirurg.

Ich rauche nicht, ich trinke nur selten, meine Schwiegermutter ist eine der besten Köchinnen der Welt, daher bekomme ich gutes Essen, und meine Frau Dee ist Diätassistentin, und so wissen wir schon, was gut für uns ist.

Es gibt einen Aberglauben unter Ärzten, nämlich, daß sie an der Krankheit sterben, auf die sie sich spezialisieren. Ich bin Rheumatologe. Man stirbt nur selten an Rheuma.

Es war unmöglich, daß ich Krebs hatte. Ich mußte den Mann mißverstanden haben. Ärzte und Krankenschwestern reden oft in einer seltsamen Sprache. Sie benutzen Worte, die für sie etwas völlig anderes bedeuten als für den Patienten.

Vor Jahren, als ich in einer sehr hektischen Unfallstation arbeitete, brachten die Schwestern die Patienten immer in kleinen Zellen unter. Um dem Arzt Zeit zu ersparen, trugen sie auf Karten die Kerndaten der Neuankömmlinge ein: Temperatur, Puls, Blutdruck, Atmung. An einem besonders hektischen Abend ging ich in eine Zelle und fand einen älteren Mann auf dem Untersuchungstisch. Die Schwester rannte hinter mir her und rief außer Atem: »Doktor, warten Sie, ich bin noch nicht zu seinem Kern gekommen.« Da sprang der Mann vom Tisch, griff sich zwischen die Beine und meinte. »Liebe Dame, fassen Sie mich ja nicht an!«

Ich fragte mich, ob mir das gleiche passiert war. Hatte der Arzt gesagt, ich hätte eine Geschwulst oder ich hätte Krebs? Vielleicht hatte ich ihn nicht richtig verstanden. Das konnte doch nicht sein, Ärzte sind doch die Diener Gottes. Sie verdienen sich mit den Problemen anderer ihre Immunität.

Ich bin immer überallhin gegangen, wo ich gebraucht wurde. Ich habe mich um alle gekümmert, um Reiche wie Arme, gleich welcher Rasse und Religion, und im Krieg habe ich sogar verwundete Feinde gepflegt. Ich habe meinen Stand immer verteidigt. Ich habe meine Söhne zu Ärzten erzogen. Sie wiederum haben Ärztinnen geheiratet. Sicher hatte mich Gott nicht verlassen?

Als ich zu DuVall in die Privatpraxis kam, wurde ich auf eine Weise untersucht wie nie zuvor. Zuerst mußte ich mich auf ein schmales Bett legen. Der Arzt sprühte mir ein bitter schmeckendes Betäubungsmittel in die Kehle, worauf ich husten und spucken mußte. Nach zehn Minuten, als die Narkose zu wirken begann, nahm er ein seltsames Instrument aus steriler Lösung: ein langes, dünnes Röhrchen vom Durchmesser eines Strohhalms. An einem Ende befand sich eine winzige Lampe, am anderen Ende verbreiterte es sich zu einem Okular. So etwas hatte ich noch nie gesehen, und sicher war ich nie ausgebildet worden, es zu benutzen.

»Was haben Sie da?« fragte ich.

»Ein faseroptisches Nasopharyngoskop«, antwortete er. Ohne weitere Erklärungen ließ er das Gerät durch meine Nase hinab in meinen Rachen gleiten. Er ging sehr vorsichtig vor, doch ich mußte würgen. Dann blickte er fünf Minuten durch das Okular und bewegte das Instrument auf und ab und von einer Seite zur anderen. Ich mußte die Vokale »i« und »a« sprechen, konnte aber kaum etwas herausbringen. Schließlich zog er das Röhrchen wieder heraus.

Wir nahmen in seinem Sprechzimmer Platz, und er beschrieb mir die Prozedur. »Sie bekommen eine Vollnarkose, und dann wiederhole ich die Biopsie.«

»Halten Sie es für bösartig«, fragte ich.

»Wenn ich das nicht täte, würde ich Sie wohl kaum dem Risiko einer zweiten Operation aussetzen.« Er sah sehr ernst aus. »Wir müssen ein EKG und Bluttests machen, den Brustkorb röntgen und den Urin überprüfen.

»Warum haben die ersten beiden Ärzte das nicht gesehen?«

»Haben sie ein faseroptisches Nasopharyngoskop benutzt?«

»Nein«, antwortete ich. »Sie haben Spiegel benutzt, wie man es auch mir beigebracht hat. Ich wußte nicht, daß es eine andere Untersuchungsmethode gibt.«

»Wir benutzen seit vier Jahren dieses Instrument«, erklärte DuVall. »Es ist viel besser, weil wir direkt hinschauen können. Ihre Läsion liegt unterhalb der Stimmbänder. Die Stelle kann man niemals mit Spiegeln erreichen. Viele ältere Kollegen haben immer noch nicht gelernt, mit diesem Ding hier umzugehen.« Dann sagte er sehr entschieden: »Ich werde Sie mit Strahlen behandeln.«

Das jagte mir Angst ein. Strahlentherapie war für mich

nur eine Beschwichtigung. Es bedeutete, ich war ein hoffnungsloser Fall. Einem Patienten aus meiner Praxis waren die Stimmbänder operativ entfernt worden. Er war am Leben, er hatte zwar keine Stimme mehr, aber er war am Leben. Strahlen? dachte ich. Strahlen verursachen Krebs. Alle, die zu Beginn mit Röntgenstrahlen zu tun hatten, starben an Krebs. Und jetzt schlug mir dieser Mann eine Strahlentherapie vor. Ich wendete bei meinen eigenen Patienten schon lange keine Röntgentherapie mehr an.

»Hören Sie zu«, begann ich, »lassen Sie mich in der Narkose. Vergessen Sie die Strahlenbehandlung. Wenn die Biopsie vom Gefrierschnitt positiv ist, operieren Sie weiter. Warum wollen Sie mich aufwecken und dann wieder einschläfern? Ich bin Arzt; von mir brauchen Sie keine Zustimmungserklärung.«

»Nein«, gab er zurück, »ich will, daß Sie bei Bewußtsein sind, damit wir alternative Behandlungsmöglichkeiten besprechen können. Strahlen sind vermutlich besser als eine Operation.«

Wir gingen hinaus in den Empfangsraum. Er griff nach meinen Händen. »Warten Sie«, sagte er. »Meine Sekretärin wird Ihnen einen Termin für die Operation geben. Es tut mir leid, daß wir uns unter diesen Umständen kennenlernen.«

Ich war immer noch von der Nachricht benommen. Ich rief Dee an und versuchte erst gar nicht, es ihr schonend beizubringen. Ich erzählte ihr alles, und sie antwortete: »Ich kann momentan nicht mit dir sprechen, ich habe zu tun.«

Das war in den dreiundvierzig Jahren unserer Ehe das einzige Mal, daß sie das je gesagt hat. Normalerweise wirft sie mir immer vor, ihr nicht genug zu erzählen. Ich fragte mich, warum ich ihr die Nachricht so unverblümt beigebracht hatte. Früher, wenn etwas passierte, habe ich es entweder vermieden, ihr die schlechte Nachricht zu überbringen, oder ich habe diese beschönigt. Da merkte ich, daß ich zum erstenmal in meinem Leben sehr abrupt gewesen war: Ich hatte mich nicht mehr unter Kontrolle. Mein Schicksal lag nicht mehr in meiner Hand.

Fünf Minuten später rief sie mich zurück. »Ich kann nur einen Moment mit dir reden«, sagte sie. »Ich bin in meinem Bridgeclub und habe gute Karten.« Ich wiederholte ihr, was sich ereignet hatte. Kein Kommentar.

Ich verstand Dees Reaktion. Das Wort Krebs ist so schrecklich, daß wir davor flüchten. Als ich in der Mayo-Klinik arbeitete, wurden dort Tausende von Fällen von Magenkrebs behandelt. Doch als der Oberarzt Magenkrebs bekam, bestand er darauf, nicht mit den anderen Patienten auf der gleichen Station behandelt zu werden, und ließ sich auch nur von einem einzigen Arzt besuchen; er wollte die Diagnose nicht wissen.

Wir fürchten das Wort Krebs. Als ich mich auf Kardiologie spezialisierte, hatte einer meiner Patienten starke, drückende Brustschmerzen und brach in kalten Schweiß aus. Als die Ambulanz kam, um ihn ins Krankenhaus zu bringen, stand er unter Schock.

Ich blieb die Nacht über bei ihm, doch gegen Morgen erkannte ich, daß all meine Bemühungen vergeblich waren. Ich ging hinaus zu den Angehörigen, die voller Angst auf dem Gang warteten. »Er schafft es nicht«, sagte ich. »Er hatte einen schweren Herzanfall.«

»Wie lange dauert es noch?« fragte der Sohn.

»Ich weiß es nicht.« Wieder schüttelte ich den Kopf. »Er steht unter Schock. Lange kann es nicht dauern.«

Es dauerte eine Weile, bis sie begriffen. Endlich antwortete seine Frau: »Gottseidank ist es kein Krebs.«

Inzwischen wartete die Sprechstundenhilfe des Arztes auf mich. »Für Montag ist das Operationsprogramm voll«, sagte sie. »Sehen wir mal, ob wir Sie am Dienstag dazwischenlegen können. Die Kollegin, die die Dienstage plant, ist aber momentan nicht da. Wir müssen warten, bis sie zurück ist.«

Ich mußte also fünfundvierzig Minuten warten. Ich dachte, wenn es hier schon eine Stunde dauert, um den Termin für eine Operation festzulegen, und die eine Hilfe die Montage plant und die andere die Dienstage, wie effizient arbeitet man hier? Außerdem ist heute Freitag. Dienstag ist erst in drei Tagen. Jede Minute Verzögerung gibt den Krebszellen eine größere Chance, sich in andere Körperteile auszubreiten. Wenn das geschieht, sind meine Chancen null, gleich, was die Ärzte sagen. Ich bin doch ein Notfall! Warum können wir nicht morgen schneiden, Samstag? Krankenhäuser sollten nicht an Wochenenden schließen. Erst heute morgen hörte ich im Radio, als ein Krankenhaus Mammographien empfahl, wie wichtig es sei, daß man Krebs früh entdeckt. Jetzt bin ich schon beim Arzt, warum also diese Verzögerung? Ärzte predigen uns immer, alles früh zu entdecken, aber sie vergessen das wohl sofort wieder. Ich kenne den Dekan, ich kenne den Präsidenten der Uniklinik, vielleicht sollte ich sie anrufen? Wenn ich Millionär wäre oder der Gouverneur, würde nichts so lange verschoben.

Aber ich sagte nichts, denn ich wußte aus Erfahrung, daß jede Störung in dieser gutgeölten Maschine eine Katastrophe bedeuten konnte. Wenn man außer der Reihe drankam, riskierte man Fehler. Abends oder am Wochenende operiert zu werden hieß, eine Spezialistengruppe zusammenzustellen, die normalerweise nicht zusammenarbeitete und als Team vielleicht nicht so gut funktionierte. Ich glaube das zu verstehen, aber wie dachten wohl Patienten in einer solchen Situation darüber?

Es war später Vormittag, als ich Dr. DuValls Praxis verließ und ins Labor eilte, um es vor der Mittagspause zu schaffen, damit ich nicht noch einmal eine Stunde durch Warten verlor. Aber niemand wußte, daß ich Arzt war. Hier war ich einmal einer der Chefs gewesen. Jetzt kannte mich niemand mehr. Man gab mir eine Nummer und sagte, ich solle warten. Dann hörte ich jemanden rufen: »Wißt ihr nicht, wer das ist? Das ist Dr. Rosenbaum!« Ein großer, bärtiger Mann schlug mir auf die Schulter, und ich erkannte in ihm einen ehemaligen Patienten aus meiner Rheumaklinik. Die Assistenten nahmen mich außer der Reihe dran. Man erwies mir den angemessenen Respekt.

Erst nach dem Abendessen fand ich die Ruhe, meine Situation zu überdenken. Die Diagnose war richtig. Ich hatte Krebs. Er war offensichtlich nicht operabel; der Arzt hatte Strahlentherapie vorgeschlagen. Ich fragte mich, wie lange ich noch zu leben hätte und ob ich starke Schmerzen leiden müßte.

»Denk positiv«, sagte ich zu mir, und dann dachte ich an alle die guten Dinge und Vorteile. Erstens hatte ich immer behauptet, daß der Tod keine Tragödie sei, wenn er in der richtigen Reihenfolge eintritt. Das traf auf mich zu. Meine Kinder waren erwachsen und selbständig, aber wichtiger war, daß ich der erste war. Keines meiner Kinder war mir vorausgegangen.

Ich hatte dreiundvierzig Jahre eine glückliche Ehe geführt. Das können nicht viele Menschen von sich behaupten.

Plötzlich war Geld unwichtig geworden. Ich brauchte mir weder über einen möglichen Atomkrieg noch um die Umwelt mehr Sorgen zu machen. Nichts in der Welt ist von Bestand. Wir sind Teil des ungeheuren Gewebes, das sich permanent verändert. Selbst die Erde befindet sich in stetiger Evolution. Meine Großeltern und Eltern waren bereits den gleichen Weg gegangen ...

Ich konnte in dieser Nacht nicht schlafen. Immer wieder stand ich auf, ging ins Bad und suchte in allen Schubladen nach Schlaftablettenmustern. Ich hatte in den letzten Jahren nur selten welche verschrieben, teils, weil ich zu viele Süchtige erlebt hatte, teils aber auch aufgrund eines Erlebnisses in den Anfangstagen meiner Praxis.

Will Jayson und ich waren beide junge Internisten mit gemeinsamen Zielen. Eines Tages vertraute mir Will an, daß seine Ehe in Schwierigkeiten sei, weil er seine Arbeitszeit nicht beschränken könne. Er fragte, wie ich dieses Problem löste, und ich antwortete: »Gleich, wie beschäftigt ich bin, ich komme immer zum Abendessen mit meiner Familie nach Hause. Wenn ich einen Hausbesuch mache, packe ich Dee und die Kinder in den Wagen, und sie kommen auf ein Eis mit. Sonntags nehme ich alle Jungen mit auf meine Runde. Die Sekretärin und die Schwestern geben ihnen Süßigkeiten, und die Patienten freuen sich immer, wenn sie Kinder sehen.«

Kurz nach diesem Gespräch wurden Will und seine Frau geschieden. Wir gingen dann getrennte Wege, bis der Verwaltungschef des Krankenhauses mir eines Tages mitteilte, daß Will drogensüchtig sei.

»Sie sind der Oberarzt«, sagte der Verwaltungsmann. »Die Verantwortung für die Überwachung von Jayson liegt bei Ihnen.«

Wir verabredeten, daß ich Dr. Jaysons Krankenhausbestellungen kontrollierte und sie nur ausgeführt wurden, wenn ich gegengezeichnet hatte. Außerdem würde ich seine Patienten jeden Tag besuchen. Aber ich fragte nicht danach, wer seine Bestellungen in der Praxis überwachte, und nach einer Weile wurde Will die Zulassung entzogen.

Ich übernahm ein paar von seinen Patienten, unter ihnen Mildred Sure, eine entzückende Frau, die einen kleinen Hof besaß und mir immer gartenfrisches Gemüse, selbstgemachte Marmelade und im Herbst dicke Sträuße Chrysanthemen mitbrachte. Ich behandelte sie mehrere Jahre lang. Kurz vor ihrem Tod sagte sie zu mir: »Als ich noch bei Dr. Jayson Patientin war, hat es mir geschmeichelt, daß Sie mich jeden Tag besuchten. Damals dachte ich, Sie kämen meinetwegen. Erst später erfuhr ich, daß Dr. Jayson drogenabhängig war. Das haben Sie mir nie gesagt. Sie haben ihn damit geschützt, nicht mich.«

Das Problem von Ärzten, die sich nicht unter Kontrolle haben, ist heute verbreiteter als damals. Man schätzt, daß zwei Prozent aller Ärzte Suchtprobleme haben. Wenn man weiß, was ich weiß, würde ich mir heute mehr Sorgen um die Patienten machen als um die Ärzte.

Ich nahm also keine Schlaftablette und schlief sehr unruhig. Ich träumte, daß meine Mutter zu Dee sagte, wie sie sich um mich kümmern solle. »Gib ihm Haferschleim«, sagte sie, »reine Haferflocken, die du drei Stunden im Dampftopf kochst. Sorg dafür, daß er nicht friert und warm zugedeckt ist, und laß ihm seine Eigenwilligkeiten.«

Verdutzt wachte ich auf. Meine Mutter war schon seit drei Jahren tot, aber ich verstand, was ich geträumt hatte. Mit siebzig Jahren wollte ich immer noch, daß meine Mutter nun da wäre und mich pflegte. Sie hatte immer bedauert, nicht selbst Ärztin geworden zu sein, aber der Mangel einer offiziellen Ausbildung hinderte sie nicht, die Familie, Freunde und Nachbarn gesundzupflegen. Wenn sie einmal anfing, sich um einen Patienten zu kümmern, wich sie nicht mehr von dessen Seite. In jenen Tagen hing das Überleben mehr von der Pflege als von den Anordnungen des Arztes ab, und meine Mutter war eine hingebungsvolle Krankenschwester. Sie selbst aß und schlief nicht richtig. Sie fürchtete nicht, sich anzustecken, und ließ sich auch nicht von Erschöpfung vertreiben. Wenn der Patient ins Krankenhaus kam, bestand sie darauf, ihn dorthin zu begleiten. Wenn das Hospital dies erlaubte, schlief sie auf einer Pritsche im gleichen Raum, wenn nicht, dann auf einem Stuhl auf dem Gang. Sie überwachte die Anweisungen des Arztes, das Essen, die Pflege und den Patienten.

Viele Ärzte und Krankenschwestern fühlen sich durch sich derart einmischende Angehörige gestört, und manchmal war mir die Anwesenheit meiner Mutter peinlich. Ich fand, daß sie es übertrieb und zu fürsorglich war. Heute weiß ich, daß sie recht hatte. In Krankenhäusern werden trotz aller Vorsicht Fehler gemacht. Es ist gar nicht ungewöhnlich, daß bei der Verabreichung von Medikamenten, der Diät und bei anderen Prozeduren Irrtümer vorkommen. Wenn ich persönlich auf solche Fehler gestoßen bin, habe ich sie immer wütend korrigiert. Wenn Patienten meine Aufmerksamkeit auf etwas Derartiges lenkten, habe ich das Problem immer untersucht. Aber ein Teil in mir hat sich auch immer darüber geärgert. Immerhin waren wir die Profis und wollten nicht, daß unser Image angekratzt und unsere Erfahrung angezweifelt würde.

Als mein Vater an der Prostata operiert wurde, änderte sich meine Einstellung dazu. Ich wußte nun, daß meine Mutter und die Patienten recht hatten. Mein Vater wurde mit neunzig Jahren operiert. Meine Mutter war sechsundachtzig, doch sie bestand darauf, die Nacht mit ihm in seinem Krankenzimmer zu verbringen. In dieser Nacht wechselte die Schwester die zahlreichen Röhrchen und Flaschen mit Flüssigkeit, an die Pa angeschlossen war, ohne das Licht anzuknipsen. Sobald die Schwester den Raum wieder verlassen hatte, überprüfte meine Mutter alle Apparaturen und stellte fest, daß die Pflegerin im Dunkeln unabsichtlich das Gerät abgestellt hatte. Nichts funktionierte. Wenn das unbemerkt geblieben wäre, hätte Pa die Nacht nicht überlebt. Solche Situationen kommen nicht häufig vor, aber vorkommen tun sie. Krankenschwestern sind überarbeitet. Die Krankenhäuser werden immer profitorientierter und beschäftigen weniger Pflegepersonal, und daher werden solche Fehler zunehmen. Die Ärzte machen sich darüber Sorgen, aber ich weiß nicht, was wir dagegen tun können. Die Situation muß geändert werden, ehe zu viele schwere Fehler passieren.

Am Samstagmorgen wachte ich unausgeruht auf und schätzte meine Lage neu ein. Ich bin kein Krebsspezialist, ich bin Rheumatologe. Ich habe die Behandlung von Krebspatienten immer als emotional zu anstrengend empfunden, weil ich die Last mit dem Patienten und seiner Familie teilte. Als sich eine neue medizinische Disziplin, die Onkologie, herausbildete, überwies ich erleichtert die Krebsfälle an die Spezialisten. Als ich jetzt darüber nachdachte, waren nicht alle Patienten, die ich in den letzten

Jahren an Onkologen überwiesen hatte, gestorben. Viele Fälle, die ich für hoffnungslos gehalten hatte, hatten überlebt.

Selbst in meiner engeren Familie haben wir mehrere Begegnungen mit dieser Krankheit gehabt und sie besiegt. Als Dee, meine Frau, Ende Vierzig war, entdeckte man einen kleinen Krebstumor in ihrem Uterus. Er wurde entfernt. Bei ihrer alljährlichen Nachuntersuchung wenige Jahre später schlug ihr Arzt vor, sich an den neuen Reihenuntersuchungen mit Mammografie zu beteiligen.

Als Dee das mit mir diskutierte, antwortete ich: »Ich weiß es nicht. Mein Motto ist: Sei weder der erste noch der letzte, der etwas Neues ausprobiert.« Nach einem Monat ließ ich mich umstimmen, und Dee hatte eine Mammografie. Sie erfuhr, daß sie ein paar nadelspitzenfeine Kalziumablagerungen in einer Brust hatte, aber keine Geschwülste. Zwei Ärzte meinten, die Brust sei normal, aber ein dritter bestand auf einer Biopsie. Diese ergab, daß sie Krebs im Anfangsstadium hatte. Ich war im OP, als der Pathologe das gefürchtete Wort »bösartig« aussprach, und ich war wie benommen. Ich taumelte ins Ärztezimmer, setzte mich ganz allein dorthin und fragte mich: Was soll ich jetzt machen? Unsere Söhne sind erwachsen. Kenny, der jüngste, ist gerade zum Studium nach Yale gezogen. Wir sind allein. Wer ist da, wenn ich morgens aufstehe? Wer ist da, wenn ich aus der Praxis nach Hause komme? An wen kann ich mich in der Nacht klammern, wenn ich Trost nach den Frustrationen des Tages brauche? Aber wir haben dieses Trauma überlebt. Dee hatte eine Mastektomie (Brustradikaloperation), und heute, vierzehn Jahre später, ist sie beschwerdefrei.

Wenn meine eigene Krankheit nicht zu weit fortgeschritten ist, habe ich noch eine Chance, dachte ich. Aber ich wußte, daß der Krebs schon seit November in mir war. Jetzt war es Juli – das war eine lange Verzögerung, die man vielleicht hätte vermeiden können, wenn die erste Untersuchung auf dem neuesten Stand gewesen wäre, wenn ich in meinem eigenen Fall das gleiche objektive Urteil gefällt hätte wie bei meinen Patienten. Bei mir selbst war meine Urteilsfähigkeit eingeschränkt.

Sonntagnacht hatte ich einen weiteren Traum. Diesmal war ich ein kleiner Junge und spielte im Hof. Ich konnte das Haus meiner Kindheit sehen. Meine Mutter buk einen Kuchen, und mein Vater las die Zeitung. Meine Großeltern, alle vier, kamen auf Besuch. Lange verstorbene Onkel und Tanten erschienen. Alle umarmten und küßten mich. Ich war ein kleiner Junge, und ich war sehr glücklich.

Dieser Traum beunruhigte mich nicht, denn ich hatte schon einmal etwas Ähnliches gehört. Portland hat für seine Größe eine beträchtliche Bevölkerung von Chinesen, Japanern, Koreanern und Vietnamesen. Die Chinesen hatte man für die schwere Arbeit beim Eisenbahnbau ins Land geholt. Als die Linie fertig war und sie nicht mehr gebraucht wurden, erließ man strenge Einwanderungsgesetze, um die Asiaten fernzuhalten, und Chinesen wanderten nur noch vereinzelt zu. Die neuen Zugezogenen arbeiteten fast umsonst in Wäschereien und Restaurants. Sie hatten Angst, auf die Straße zu gehen, weil sie fürchteten, von Beamten der Einwanderungsbehörde belästigt zu werden. Daher verließen sie ihren Arbeitsplatz nur selten. Sie arbeiteten, schliefen und aßen an ein- und demselben Ort. Entkommen konnten sie nicht, denn sie verstanden die Kultur und die Sprache draußen nicht.

Einer dieser Arbeiter kam 1950 zu mir in Behandlung. Er wurde von drei Kollegen begleitet, die angeblich für ihn dolmetschen sollten, aber in Wirklichkeit konnte keiner von ihnen Englisch. Ich mochte sie. Ich hatte aufgrund meiner eigenen Familiengeschichte Mitleid mit ihnen, irgendwie begriff ich, was sie brauchten, und so half ich ihnen. Von da an wurde ich zum Freund und Arzt vieler Chinesen in Portland. Ich wurde zu ihren Hochzeiten, Geburtstagsfeiern und Beerdigungen eingeladen.

Als dieser bestimmte Patient gebrechlich wurde, brachte

ich ihn, weil er alleinstehend war, in einem Pflegeheim unter. Leider muß ich gestehen, daß es drei Monate dauerte, bis ich die Zeit fand, ihn zu besuchen.

Er begrüßte mich vorwurfsvoll: »Sie haben mich vergessen.«

»Das kann ich nicht abstreiten«, sagte ich. »Waren Sie einsam?«

»Nein, ich hatte jeden Abend Besuch.«

Er ist senil, dachte ich.

»Sie kommen jeden Abend, die Menschen, die schon lange tot sind ... mein Vater, meine Mutter, Freunde aus meiner Kindheit aus dem Dorf. Sie kommen jeden Abend und reden mit mir.«

»Macht es Ihnen keine Angst?«

»Nein, ganz und gar nicht«, versicherte er mir. »Es sind Geister, die kommen und mich trösten. Ich fühle mich unter ihnen wohl.«

Damals dachte ich: Ein chinesischer Aberglauben, Ahnenverehrung. Geister sehen und sich darüber auch noch freuen! Aber nach meinem Traum verstand ich, was der alte Mann mir gesagt hatte. Er machte mir Vorwürfe, weil ich ihn vernachlässigt hatte, und so hatte er sich an seine Ahnen gewandt. Ich fühlte mich sehr schuldig. Ich war mit meinen Großeltern aufgewachsen und hatte Mitgefühl für alte Leute. Als ich meine Praxis begann, schenkte ich ihnen immer besondere Aufmerksamkeit. Wenn sie allein oder in einem Pflegeheim lebten, besuchte ich sie mindestens einmal in der Woche. Man hatte mich von der Stadt zum Altenbeauftragten erkoren. Ich nahm an der Konferenz über das Altern im Weißen Haus teil. Als meine Praxis größer wurde, nahmen meine Besuche in den Altersheimen ab. Jetzt, als Patient und angesichts chronischer Behinderung, begriff ich besser, wie sich jene älteren Menschen fühlten. Was, wenn ich auch einmal in einem Altersheim endete? Ich wußte nun, daß ich den alten Brauch wieder aufnehmen und mindestens einmal die Woche Bekannte in Altersheimen besuchen würde.

Dienstagmorgen erwachte ich mit einem verkrampften Magen. Das Gefühl kannte ich. So war mir im Zweiten Weltkrieg immer zumute gewesen, wenn ich ein Schiff bestieg. Nach Abschluß meines Medizinstudiums nahm ich eine Stelle als Reserveoberleutnant im Ärztekorps der Armee an. Beide Großelternpaare hatten mir starken Patriotismus eingeflößt. Sie erinnerten mich beständig daran, was aus unserer Familie geworden war: Sie waren ohne irgend etwas in Amerika angekommen, waren eingebürgert worden und hatten damit das Wahlrecht und das Recht auf Landbesitz erworben. Sie hatten ein Haus, einen Garten, genug zu essen und eine Synagoge, in der sie zu Gott beten konnten. Ihre Kinder waren Ärzte, Anwälte und erfolgreiche Geschäftsleute geworden. Das hätte es unter dem Zaren niemals gegeben. Amerika war das Paradies, ein Paradies, für das man bereit sein sollte zu sterben. Ich hätte mir damals nicht vorstellen können, mich nicht freiwillig zu melden, wenn es Krieg geben sollte. Noch mochte ich mir vorstellen, daß sich die USA jemals an einem ungerechten Krieg beteiligen könnten. In jenen Tagen glaubte ich unerschütterlich an den Satz: »My country, right or wrong.« 1938 nahm ich ohne militärische Ausbildung eine Stelle als Oberleutnant bei der Reserve an.

1941, vor Pearl Harbour, als ich noch als Assistenzarzt an der Mayo-Klinik arbeitete, wurde meine Ausbildung durch einen Einsatzbefehl unterbrochen. Als der Krieg ausbrach, gehörte ich zu den ersten amerikanischen Truppen, die man nach Großbritannien schickte; von dort aus nahm ich an der Invasion Nordafrikas teil, am Afrikafeldzug und der Invasion Siziliens. Anschließend kehrte ich nach England zurück, um an der Invasion der Normandie teilzunehmen. Ich war fünf Jahre lang in der Armee, zweieinhalb davon in Europa.

Ich begann als Oberleutnant. Entlassen wurde ich als Major, aber ich lernte nie, mutig zu sein wie ein »Offizier«. Wenn ich vor einer Invasion an Bord eines Schiffes ging, fühlte ich nichts als nacktes Entsetzen. Was vor mir lag, war unvorhersehbar, und ich konnte nichts anderes tun, als mich meinem Schicksal zu ergeben. Diesmal aber, beschwor ich mich, war es nicht die Armee. Immerhin wird meine Frau bei mir sein. Ich habe sauberes Bettzeug, kann duschen, und auch wenn ich nichts zu mir nehmen kann, wird das Essen verlockend riechen.

Ich bestand darauf, selbst ins Krankenhaus zu fahren. Ich brauchte einfach das Gefühl, noch Kontrolle über mich zu haben. Zur Zunft der Mediziner zu gehören verlieh mir keine Sicherheit. Ich habe Gouverneure und Senatoren kennengelernt, die an Krebs starben. Selbst Ärzte, Oberärzte und Chefchirurgen waren in diesem Krankenhaus verschieden. Ich war in dieser Institution ein Professor und ehemaliger Chefarzt, aber niemand kannte mich. Wieder mußte ich mich wie alle anderen den Zulassungsprozeduren unterziehen. Die Sekretärin stellte die gleichen Fragen, und wieder begriff ich deren Sinn. Unter gewöhnlichen Umständen wären sie ganz normal erschienen, aber ich fand sie schrecklich, wenn der Patient vielleicht eine lebensbedrohliche Krankheit hatte.

In den letzten Jahren hat die Regierung gnadenlos die Mittel der Unikliniken gekürzt. Das Krankenhaus war sehr spartanisch ausgestattet; nicht einmal ein Teppich bedeckte den Boden. Mein Zimmer war wie eine Mönchszelle – klein, kahl, mit gelbgetünchten Wänden, einem schmalen Stahlrohrbett und kaum genug Platz für einen harten Besucherstuhl. Auf dieser Station gab es keine Assistenzärzte oder Studenten, und nur eine Pflegekraft saß im Schwesternzimmer.

Ich weiß noch, wie belebt und geschäftig es in den vergangenen Jahren hier war, als ich auf dieser Station arbeitete. Damals waren die Zimmer voll von Patienten aus dem ganzen Bundesstaat gewesen, bei denen es schwierige diagnostische Probleme gab. Auf den Fluren wimmelte es nur so von Studenten und Assistenten, die versuchten, mit diesen Problemen fertig zu werden. Jetzt war das Geld knapp geworden, und die Station mußte sich wirtschaftlich tragen. Sie war kein angesehenes diagnostisches Lehrzentrum mehr; es war eine Station für kleinere Eingriffe, die an einem Tag erledigt werden konnten. Ich fragte mich, wer sich nun wohl um die schwierigen Fälle kümmerte. Ich schwor mir, falls ich wieder gesund würde und wieder würde sprechen können, zur Bundesregierung zu gehen und den verantwortlichen Politikern eine gehörige Lektion zu erteilen. Und dann brach ich den Gedanken ab, war wieder Patient und betete, daß die Knausrigkeit nicht meine eigene Heilung beeinträchtigen würde.

Wieder unterzog man mich der Demütigung, daß die Schwester mir alle Kleider fortnahm, mir eine zu kurze Schürze um den Hals band und mich ein kleingedrucktes Formular unterschreiben ließ. Wieder mußte ich vier Stunden warten, bis der OP für mich bereit war.

Dann kam der Assistenzarzt, nahm meine Krankengeschichte auf, tastete meinen Hals und Bauch ab und fragte, ob ich ein Beruhigungsmittel wünsche. »Nein«, sagte ich. Er lächelte und verließ mich. Dann kam der Anästhesist und stellte mir die gleichen Fragen – ob ich rauche, ob ich Allergien habe? – und hörte mein Herz und meine Lunge ab. Ich dachte bei mir: »Junge, das geht hier aber schnell. Ich bin einfach eine Nummer. Sie machen alles nur nach Vorschrift. Wenn ich bei der Narkose sterbe, können sie den Anwälten, die sie verklagen, beweisen, daß sie mich untersucht haben. Zu mehr dient ein so schlampiger Job nicht.«

Im Verlauf des weiteren Morgens wurde ich immer unruhiger. Ich bereute, daß ich mir kein präoperatives Beruhigungsmittel hatte geben lassen. Ich erinnerte mich an meine Kindheit und fragte mich, ob das gemeint war, wenn man sagte, das gesamte vergangene Leben laufe vor dem inneren Auge ab, ehe man stirbt. Ich erinnerte mich besonders an einen Vorfall, als ich fünf oder sechs Jahre alt war. Damals lebten wir in einer Gegend, die sehr jüdisch geprägt war, und jeder kannte jeden. Die Häuser waren aus Holz und hatten alle ein eigenes Grundstück. Die Rasenflächen waren nicht besonders gepflegt, aber die Straßen waren sauber und die Veranden gefegt. Um die Ecke lagen die Geschäfte des Viertels. Donnerstags begleitete ich meine Großmutter, wenn sie für das Sabbatessen einkaufte. Zuerst gingen wir immer zum Lebensmittelhändler, denn wir wollten Fisch kaufen. Omaha bot nur Süßwasserfische, Hechte und Karpfen. Es gab noch keine richtigen Kühlschränke, und meine Großmutter hätte niemals einen auf Eis gelagerten Fisch akzeptiert. Bei diesem Lebensmittelhändler gab es ein großes Betonbecken, in dem lebendige Fische schwammen. Die Hausfrau deutete auf den Fisch, den sie wollte, und der Verkäufer fing ihn vor ihren Augen, säuberte ihn und wickelte ihn in eine alte Zeitung. Dann inspizierte sie die Fässer mit eingelegtem Hering, sauren Gurken und Sauerkraut und blickte in die Fässer mit Hafermehl und Kascha.

Nebenan war der Metzger. Es roch nach den Gewürzen vom Corned Beef, und der Boden war mit Sägemehl bestreut. Der Metzger war dick, und über seinem Bauch spannte sich eine blutbefleckte Schürze. Es gab dort Käfige mit lebendem Geflügel. Großmutter suchte sich ein Huhn aus, tastete es ab, ob es auch fett genug war, und reichte es dem Metzger, den sie anschließend ins Hinterzimmer begleitete. Dort sah sie zu, ob er es auch dem jüdischen Gesetz entsprechend rituell schlachtete. Dann mußte sie sich entscheiden, ob sie es selbst rupfte oder dem Mann einen Nickel zahlte, damit er es erledigte. Dies von jemand anderem tun zu lassen wäre angeberisch gewesen. Außerdem konnte man mit dem Nickel Fleisch für eine weitere Mahlzeit kaufen, einen Suppenknochen, Lunge, Leber oder Milz. Meine Großmutter rupfte die Hühner immer selbst, wie die meisten Frauen.

Ein Haus weiter war die Bäckerei. Während der Woche gab es nur Roggenbrot oder grobes schwarzes Brot, das man russischen Pumpernickel nannte. Wenn man das aß, brauchte man sich um seine Verdauung keine Sorgen zu machen. An Wochenenden aber gab es kein dunkles Brot, nur Challah, das feine geflochtene Eierbrot. Großmutter bestellte immer zwei frische Laibe für freitags.

Aber an diesem Freitag ging es Oma nicht gut, und meine Mutter erledigte den Einkauf. Freitagmorgen war meine Großmutter immer noch krank, und am Nachmittag kam ein Krankenwagen und brachte sie ins Hospital. Das war ein Ereignis in unserer Straße! Wie sich die Nachricht so schnell verbreitet hatte, weiß ich nicht, aber vermutlich war es der Klatsch im Metzgerladen. Alle ihre Freunde waren da, als man sie auf dem Wagen aus dem Haus rollte. Sie scharten sich um sie und jammerten und klagten, als man sie in die Ambulanz hob und fortfuhr.

Freitags ging mein Großvater immer in die Synagoge, um einen Fremden zu suchen, der bei dem Festmahl bei uns mitessen sollte. Dieser Freitag war anders. Es war kein Fremder da und keine Großmutter. Nachdem meine Mutter den Tisch gedeckt und die Sabbatkerzen angezündet hatte, sprach Großvater ein Gebet über dem Wein, und als wir uns zum Essen niederließen, sah ich zu meiner Verblüffung, wie zwei dicke Tränen über sein Gesicht in den weißen Bart liefen. Ich hatte ihn noch nie weinen gesehen. Ich wußte, daß er mich liebte, weil er mich immer in den Arm nahm und küßte und hoch in die Luft warf, aber ich hatte nie gesehen, wie er meine Großmutter in den Arm nahm oder küßte. Meine Mutter nahm seinen Suppenteller fort und setzte ihm das Huhn vor. »Iß, Tata«, bat sie, »du darfst den Sabbat nicht entweihen.«

»Ich kann nicht«, schluchzte er, »sie haben sie zum Sterben ins Krankenhaus gebracht.«

»In Europa gehen die Leute ins Krankenhaus, um zu sterben, in Amerika gehen sie dorthin, damit sie wieder gesund werden«, versicherte ihm meine Mutter. Und dann fügte sie hinzu: »Wenn ich ein Junge gewesen wäre, wäre ich jetzt Arzt.«

Mein Großvater war schockiert. »Anständige Mädchen werden nicht Ärztin«, knurrte er wütend.

Damals, als kleiner Junge, glaubte ich meiner Mutter: daß Krankenhäuser Einrichtungen sind, in denen man wieder gesund wird. Jetzt lag ich selbst in einem, doch mein Optimismus war gedämpft. Manchmal starben sogar Ärzte im Krankenhaus. Ich dachte wiederum, wie schön es wäre, wenn meine Mutter jetzt bei mir wäre und mich pflegte, aber ich wußte auch, daß meine Krankheit sie furchtbar erschüttert hätte. Ich hörte sie einmal zu einem Freund sagen: »Als meine Jungen im Krieg in Europa waren, habe ich zu Gott gebetet und ihm versprochen, ihn nie wieder um etwas zu bitten, wenn sie unverletzt wiederkämen. Jetzt sind sie wohlbehalten wieder da, und, naja, ich kann mein Versprechen nicht einhalten. Ich mache mir immer noch Sorgen um sie und bitte Gott um mehr.«

Meine Mutter starb, als ich siebenundsechzig war. Als ich bei ihrer Bestattung weinte, entschuldigte ich mich beim Rabbi: »Ich habe kein Recht, so zu weinen. Wie viele Menschen behalten schon ihre Mutter, bis sie Ende Sechzig sind?« Und der Rabbi hatte geantwortet: »Auch mit hundert Jahren haben Sie ein Recht, um Ihre Mutter zu weinen.«

Nun war ich siebzig. Ich hatte Probleme, und ich wollte meine Mutter bei mir haben.

Schließlich rollte die Krankenschwester einen Wagen in mein Zimmer. »Alles ist bereit«, sagte sie. Ich wurde auf die Bahre gelegt. Da ich fror, legte man eine Decke über mich, und dann ging es los. Ich konnte nur die Deckenbeleuchtung sehen und wie die Türen sich automatisch öffneten und schlossen. Als wir durch die letzten Doppeltüren fuhren, blickte ich ins Gesicht des Anästhesisten. Ich spürte einen Stich, und schon schlief ich.

Als ich erwachte, blickte ich immer noch ins Gesicht des Narkosearztes. Er prüfte gerade meinen Puls. »Was haben sie gefunden?« fragte ich. »Ich weiß es nicht«, antwortete er. »Ich habe mich nur auf Ihre Narkose konzentriert.«

Ich wußte, daß er log. Gute Neuigkeiten verbreiten sich sofort. Sie rollten mich zurück auf die Station. Ich sah, wie Dee auf mich zukam, und erkannte an ihrem Gesichtsausdruck, wie das Urteil ausgefallen war. »Bösartig«, sagte sie.

Sie hoben mich von dem Wagen ins Bett. Wir sagten beide kein Wort. Ich war immer noch zu benommen von der Narkose, um die Diagnose wirklich zu begreifen.

Später kam der Arzt. »Die Biopsie war positiv«, sagte er. »Wollen Sie ein zweites Gutachten?«

»Nein«, erwiderte ich, »Sie sind bereits mein zweites und drittes Gutachten. Aber wie wollen Sie mich behandeln?«

»Mit Bestrahlung.«

»Warum nicht operieren? Damit werden wir es los.«

»Wenn ich operieren muß«, erklärte er, »verlieren Sie Ihre Stimme, weil ich die Stimmbänder entfernen muß, und aufgrund der Lage der Geschwulst muß ich vielleicht einen dauerhaften Luftröhrenschnitt machen. Mit Strahlen haben Sie eine fünfundachtzigprozentige Chance auf Heilung.«

»Wissen Sie, wie alt ich bin?«

»Natürlich.«

»Gut. Ich bin alt genug, um es zu genau zu wissen. Sagen Sie mir alles. Halten Sie mit nichts hinterm Berg.« Mit dieser gespielten Tapferkeit wollte ich den Arzt und Dee beeindrucken. Doch wenn ich tatsächlich alles hätte wissen wollen, hätte ich bloß in die Bibliothek auf der anderen Straßenseite zu gehen brauchen, um dort sämtliche Fachliteratur nachzulesen.

»Gut. Das erleichtert die Sache für uns beide. Möchten Sie die Strahlenbehandlung selbst übernehmen?«

»Ich weiß nicht«, antwortete ich. »Warum fragen Sie?«

»Nun«, meinte er, »ich dachte, Sie haben vielleicht einen Freund, der Radiologe ist.«

»Ich vertraue den Radiologen am Ort. Sie haben meine Patienten gut behandelt, aber mir wäre es lieber, wenn Sie die Entscheidung treffen.«

Ich hatte tatsächlich Bekannte, die Radiologen waren,

aber ich hatte bereits zweimal Pech gehabt, weil ich Freunde konsultiert hatte und mich von ihnen behandeln lassen wollte. Ich hatte damit vermieden, mir ein eigenes Urteil zu bilden, aber gehört sich das nicht für Patienten so? Hatte ich das von meinen eigenen Patienten nicht auch immer verlangt? Daß sie meinen ärztlichen Entscheidungen trauten? Mir drehte sich der Kopf, als ich erkannte, daß meine einzige Wahlmöglichkeit darin bestand, zum besten Arzt zu gehen, den man auftreiben konnte.

»Ich empfehle Ihnen Dr. Reed«, sagte mein Arzt. »Er ist der beste Radiologe im gesamten Nordwesten.«

»Der beste im Nordwesten? Mann, ich will den besten der Welt.«

»Ich weiß nicht«, erwiderte der andere, »vielleicht ist er auch der beste der Welt.«

»Gut, ich nehme Sie beim Wort. Machen Sie einen Termin für mich aus.«

»Ihr Termin ist morgen. Ehe Reed Sie untersucht, wollen wir eine Computertomografie von Ihrem Hals machen.« Er reichte mir die Überweisungsscheine.

»Wie konnten Sie diese Termine für mich abmachen, ehe ich meine Zustimmung gab?«

»Ich wußte, daß Sie Ihre Lektion lernen würden«, antwortete er. »Ich habe erwartet, daß Sie die Auswahl des Radiologen mir überlassen würden. Noch irgendwelche Fragen?«

»Nein.«

»Gut. Sie können nach Hause.«

»Nach Hause?« dachte ich. Sie haben mir eine Vollnarkose verpaßt, mir den Hals aufgeschnitten, und sie haben mir noch nicht einmal etwas zu trinken gegeben. Und jetzt schicken sie mich nach Hause? Wenn ich nun nicht schlucken kann? Wenn ich zu bluten anfange? Wenn meine Kehle nun mitten in der Nacht zuschwillt und ich nicht mehr atmen kann? Würde ich jemanden so schnell nach Hause entlassen? War es richtig, daß ich mein Schicksal in die Hände dieses Mannes gelegt hatte?

Nun, immerhin wußte ich den Grund für diese überstürzte Entlassung. Die Versicherungen zahlen einen Pauschalbetrag für den Eingriff. Ob ich zwei Stunden oder zehn Tage im Krankenhaus bleibe, die erstattete Summe ist die gleiche. Je schneller man wieder draußen ist, um so weniger kostet man.

Da ich das nüchterne kleine Zimmer nicht mochte, da es mir in dem Krankenhaus nicht gefiel und ich wie andere Kranke oder beunruhigte Menschen angefangen hatte, meinem Arzt zu gehorchen, erhob ich keine Einwände. Ich wandte mich nur unterwürfig an Dee und bat sie, meine Sachen in den Koffer zu packen. Dann sah ich den Arzt wieder an. »Ich habe noch eine Frage«, sagte ich. »Wodurch wurde das verursacht?«

»Es kommt oft bei starken Rauchern und Trinkern vor.«

»Das kann bei mir nicht sein«, gab ich zurück. »Ich rauche und trinke nicht.«

Er gab darauf keine Antwort, drehte sich auf dem Absatz herum und ging hinaus. Typisch Arzt, dachte ich, unmöglich für ihn, zu sagen: »Ich weiß es nicht.«

Auch bei mir hat es Jahre gedauert, bis ich diese Worte herausbekam. Vom ersten Tag des Medizinstudiums an wissen junge Ärzte, daß sie niemals alles lernen können, doch sie werden beständig befragt, geprüft, und man erwartet von ihnen, daß sie alle Antworten kennen. Vom ersten Tag an werden sie konditioniert, niemals: »Ich weiß es nicht« zu sagen. Es gibt viele Krankheiten mit unbekannter Ursache, für die es keine Behandlungsmöglichkeit gibt, aber es gibt zahllose medizinische Fachartikel über ihre Ursachen und Therapie. Als ich einmal eine Abhandlung über rheumatische Krankheiten schrieb, ging es auch um Sklerodermie, und ich fühlte mich versucht, es in einem Satz abzuhandeln: »Sklerodermie: Wir kennen die Ursache nicht und wissen auch nicht, wie man sie heilt.«

Aber wenn ich das getan hätte, hätte niemand meinen Aufsatz gedruckt, kein Arzt hätte das Buch gekauft, daher schrieb ich ein Kapitel voller Theorien.

Eine meiner Patientinnen, Alicia Bloom, erteilte mir auf diesem Gebiet eine Lektion. Frau Bloom, in den Achtzigern, hatte ein liebes Gesicht und ein herzliches Lächeln, und wenn sie sprach, klang ihre Güte immer durch. Sie beklagte sich nur selten, und als sie die Schmerzen und Schwellungen im rechten Knie erwähnte, wußte ich, es war ernsthaft.

Als ich ihr sagte, sie habe Arthritis, fragte sie mich, wodurch das verursacht worden sei. Ich sagte: »Sie haben Ihr ganzes Leben schwer gearbeitet, die Kinder großgezogen, Böden geschrubbt, sind Treppen gestiegen und haben sich um den Haushalt gekümmert. Ihr Knie ist abgenutzt.«

»Das ist aber komisch«, erwiderte sie. »Mein rechtes Knie hat Arthritis. Mein linkes Knie ist perfekt. Sie sagen, die Arthritis entsteht durch Abnutzung, aber beide Knie sind zum gleichen Zeitpunkt geboren worden.«

Ich stimmte in Frau Blooms Lachen ein, als hätten wir zusammen einen Scherz gemacht, aber ich hätte besser zugeben sollen, daß niemand wirklich weiß, warum das eine Knie arthritisch wird und das andere nicht – oder warum jemand wie ich, ein Nichtraucher und Nichttrinker, Kehlkopfkrebs bekommt.

Zum erstenmal, seit ich die Diagnose vermutet hatte, spürte ich Erleichterung, wenigstens hatte ich nun Gewißheit. Die Zeit der Unsicherheit war vorbei. Wenn mich ein Patient früher fragte: »Soll ich mich scheiden lassen? Soll ich meine Stelle wechseln? Soll ich dieses oder jenes tun?« hatte meine Antwort meistens gelautet: »Ich kann Ihnen nicht raten, wie Sie Ihr Leben führen sollen, aber ich würde so schnell wie möglich eine klare Entscheidung treffen. Je schneller man zu dieser Entscheidung gelangt, um so rascher wird die Spannung verschwinden.«

Sobald zu Hause alles einigermaßen geregelt war, rief Dee meine Praxis an, um ihnen die schlechten Nachrichten zukommen zu lassen. Wir praktizieren in einer kleinen Familiengruppe: Mein Bruder Bill als Allgemeinchirurg und zwei unserer Söhne, Richard und Robert, als Neurologen. Es gab noch einen anderen Partner, Dr. John, einen Internisten, der schon seit dreißig Jahren mit uns zusammenarbeitete. Ich war zwar sehr betroffen über meine Krankheit, machte mir aber immer noch Sorgen um meine Praxis. In all den Jahren hatte ich noch nie lange Urlaub genommen und war nur selten am Wochenende fortgefahren. Wer würde sich nun um meine Patienten kümmern? Aber die Praxis war mir auch sozusagen über den Kopf gewachsen. Die Patienten mußten lange warten, bis sie bei mir einen Termin bekamen, und oft glaubte ich, nicht mehr die Zeit zu haben, einfach über einen Fall nachzudenken. Ich war nun, im Alter, beschäftigter als je zuvor in meinem Leben. Wir hatten vor kurzem eine neue Kollegin eingestellt, aber sie würde erst in drei Monaten anfangen. Meine gesamte Arbeitslast würde auf Dr. John zukommen, und der hatte schon alle Hände voll mit den eigenen Patienten zu tun. Ich machte mir Sorgen. Meine Mutter, meine Ausbildung und meine eigene Besessenheit hatten mir immer wieder eingeschärft: »Der Kranke kommt zuerst.« Aber was ist mit der Qualität der Behandlung, wenn alles in Eile geschieht, wenn man die Diagnosen nur aus dem Ärmel schüttelt – wie es mir vermutlich zu Beginn meiner Krankheit passierte?

An diesem Abend kam Richard, mein ältester Sohn, auf dem Heimweg von der Praxis bei uns vorbei. Wir glaubten beide, daß die Zeit des Abschieds gekommen sei. Ich hätte ihm ein paar letzte kluge Worte auf den Weg oder vielleicht einen elterlichen Segen geben können, doch statt dessen spielten wir die Scharade, die Krebspatienten und ihre Angehörigen oftmals spielen.

»Was sollen wir mit deinen Terminen machen?« fragte er.

»Also, die Strahlentherapie wird ungefähr einen Monat dauern. Rechne also in dreißig Tagen wieder mit mir.«

»Vielleicht machen wir sechs Wochen daraus, damit du dir ein bißchen Erholung gönnen kannst.«

»Gut«, stimmte ich zu. »Und jetzt geh nach Hause und freu dich an deiner Familie.«

Ich wollte nicht, daß er länger blieb, denn ich hatte Angst, ich würde zu weinen anfangen. Er erhob sich. Wir konnten beide die Tränen kaum unterdrücken, sagten aber nichts weiter: Väter und Söhne.

Später an diesem Abend rief Jimmy, Sohn Nummer zwei, aus San Francisco an. Inzwischen war ich ruhiger.

»Pa«, versicherte er mir, »ich habe den ganzen Nachmittag in der Bibliothek gesessen und bin die Fachliteratur durchgegangen. Die Aussichten bei Stimmbandkrebs, der mit Strahlen behandelt wird, sind gut.«

Das mag stimmen, dachte ich, war aber nicht gut genug. Was bedeutet hier »gut«? Ein Jahr? Sechs Monate? Keine Schmerzen?

»Danke, Jim«, sagte ich. »Ich weiß, daß du recht hast.« Ich verriet ihm nicht, daß ich schon seit einem halben Jahr Symptome gespürt hatte. Diese Verzögerung war zu lange gewesen.

Ich hatte mich immer noch nicht abgefunden. Jede Diskussion meiner Krankheit, so gut gemeint sie auch sein mochte, löste bei mir den verstörenden Gedanken aus, daß ich nicht mehr viel Zeit hatte.

Der nächste Anruf kam von Sohn Nummer drei, Howard, dem Psychiater. »Wie wirst du damit fertig, Pa?« fragte er.

Ich war nicht bereit, ihm meine Seele bloßzulegen. Immerhin war ich der Vater, er der Sohn. Ich tat also, was Psychiater auch immer tun: die Frage zurückgeben.

»Wie soll ich damit fertig werden?« fragte ich und vermied damit die Diskussion des heiklen Themas.

Unser vierter Sohn, Kenny, der Anwalt, rief aus Washington an. »Pa, du hast gute Chancen bei einer Klage wegen Fehldiagnose«, riet er.

Ich wußte, wie recht er hatte. Sechs Monate hatte es gedauert, bis die Diagnose stimmte. Das konnte fatal sein. Je früher man eine solche Sache erkennt, um so besser die

Chancen auf Heilung. Aber für eine Schadenersatzklage mußte echter Schaden eingetreten sein. Wenn ich zugab, fehlbehandelt worden zu sein, bedeutete das, meine Aussichten wären wegen dieser Verzögerung schlecht. Das konnte ich damals nicht akzeptieren, daher sagte ich zu Kenny:

»Vergiß es, ich werde wieder gesund.« Aber glauben tat ich es nicht.

Mein Bruder Bill kam auf dem Heimweg von der Praxis vorbei. Er brachte eine Karte mit Genesungswünschen von der Praxisbelegschaft mit. Er erzählte mir, Winifred, die Leiterin, sei in Tränen ausgebrochen, als sie die Nachricht hörte. Ich war gerührt, unterdrückte aber meine eigenen Tränen und sagte nur: »Na, du weißt doch, wie die Frauen sind.« Dann meinte ich: »Du hast von Al Cade nie viel gehalten, stimmt's?«

»Nein.«

»Warum nicht?«

»Fachlich ist er gut, aber irgendwie hatte ich immer das Gefühl, es ging ihm zu sehr ums Geschäft.«

»Wie kannst du das sagen? Keiner von uns arbeitet für ein Butterbrot. Weißt du noch, als wir klein waren, wie uns Mutter immer Dr. Drummond als leuchtendes Beispiel vorhielt?« Er war ein Augenarzt, der keinem Patienten jemals eine Rechnung schickte. Er war immer damit zufrieden, was der Patient ihm freiwillig schickte. Erstaunlich daran war, daß er davon leben konnte. Er ist nie reich geworden, denn es war während der Wirtschaftskrise, aber irgendwie hat er es immer geschafft.

»Wir tun, was wir können«, gab Bill zurück. »Du widmest der medizinischen Hochschule deine Freizeit, wir haben einen bestimmten Anteil Patienten, die wir umsonst behandeln, und wir haben nie jemanden um Bezahlung gedrängt.« Dann fügte er leise hinzu: »Vielleicht hättest du früher ein zweites Gutachten einholen sollen.«

»Ja, und an wessen Meinung hält man sich dann?« fragte

ich. »Weißt du noch, wie du einer Frau mal zu einer Hysterektomie geraten hast, und sie sagte beim Gehen, sie wolle ein Gegengutachten? Du hast sie bei der Hand genommen, sie in einen anderen Raum geführt und gesagt: ›Das gebe ich Ihnen selber: Lassen Sie sich nicht operieren.‹«

»Genau«, sagte Bill. »Woher soll man wissen, wer nun recht hat? Gill Holm ist ebensolange Arzt wie wir. Seine Enkelin hat Multiple Sklerose, und da es ihr nicht besser geht, bringt er sie schon zum fünften Arzt. Und Red Conley, der Augenheilkunde, Ohrenleiden und Kehlkopfleiden unterrichtete, als wir studierten, sagte immer: ›Wenn ich bei einer Konsultation hinzugezogen werde, frage ich immer: Was hat der andere geraten? Wenn der heiße Packungen verschrieb, verschrieb ich kalte.‹«

Darüber konnte ich nicht lachen. Ich wurde sogar ziemlich wütend. »Das ist witzig, wenn man nicht krank ist. Es ist tragisch, wenn es einem nicht gutgeht. Ich hätte einen anderen Arzt zu Rate ziehen sollen, als Al mir Penicillin gegen meine Heiserkeit verschrieb. Ein normaler Patient kann das nicht ohne weiteres wissen, aber ich wußte es.«

Mittwoch war der Tag nach der Entscheidung. Die angesetzten Tests würden bestimmen, ob ich mit Strahlen behandelt werden konnte. Ich ging mit meinen Überweisungsscheinen in die Röntgenabteilung, zur Tomografie und zu einer Röntgenaufnahme meines Brustkorbs. Mit der Röntgenaufnahme wollte man herausfinden, ob sich der Krebs in die Lymphknoten der Brust ausgebreitet hatte. Die Tomografie bestand aus einer Reihe von Röntgenaufnahmen, die von einem Computer aufgenommen und analysiert werden, eine sehr sichere Methode, um herauszufinden, wie weit sich der Krebs verbreitet hat. Wenn die Lymphknoten befallen waren, standen meine Chancen schlecht. Irgendwie wünschte ich mir, es gäbe diese modernen, hochempfindlichen Geräte nicht, denn ich wollte es eigentlich gar nicht so genau wissen. Über meine Patienten suchte ich immer alle Informationen zu erlangen, die es gab, aber bei mir selbst – nun ja.

Die Röntgenaufnahme des Brustkorbs war eine Routineangelegenheit, als würde ein Foto gemacht, doch die Tomografie war eine einstündige Prozedur. Als Vorbereitung dazu gab mir ein Assistent eine Spritze und legte einen langsamen Tropf mit einer Kontrastflüssigkeit an, damit die Lymphknoten am Hals besser sichtbar würden. Ich wußte, dieses Zeug enthielt Jod, und gelegentlich zeigen Patienten eine Überempfindlichkeit gegenüber Jod, reagieren heftig oder sterben sogar. Ich hoffte, ein gutes Team für den Notfall war bereit. Eine Stunde lang lag ich unbeweglich, während die Flüssigkeit in mich hineintröpfelte und die Maschine rotierte und vor sich hinklickte. Ich wagte nicht, mich zu regen, denn eine verschwommene Stelle in der Aufnahme hätte man als vergrößerten Knoten fehldeuten können.

Die Röntgenaufnahme und die Tomografie wurden in der diagnostischen Röntgenabteilung vorgenommen. Es war inzwischen fast elf Uhr, und ich mußte zu meinem Termin in der Röntgentherapieabteilung in einem anderen Stockwerk. Als ich aus dem Lift stieg, wiesen alle Schilder zur Strahlentherapie, und als ich ins Wartezimmer trat, verriet mir mein erfahrenes Auge, daß alle Patienten hier Krebs hatten.

Als man in Krankenhäusern begann, besondere Stationen für die ausschließliche Behandlung Krebskranker einzurichten, war ich dagegen. Ich hielt das für falsch. Ich fand, man reibe es den Patienten damit geradezu unter die Nase. Doch nun stellte ich fest, daß mir tatsächlich wohler war, weil ich wußte, ich war auf einer Station mit anderen Krebspatienten, die ähnliche Probleme hatten.

Ich mußte eine Viertelstunde warten. Es schien mir wie eine Stunde. Was würde Dr. Reed mir sagen? Würde er mich für behandlungsfähig erklären? Endlich führte mich die Schwester in ein winziges Untersuchungszimmer. Zuerst kam der Assistent und nahm wieder einmal meine Krankengeschichte auf. Ich fragte mich ungeduldig, wie oft ich die Geschichte meines Lebens wohl noch würde erzählen müssen. Es war, als müßte ich jedesmal etwas bezahlen, wenn etwas an mir vorgenommen worden war. Nachdem er endlich alle Informationen zusammen hatte, die er bereits auf den Karteikarten des Krankenhauses hätte finden können, faßte ich allen Mut zusammen, um ihn zu fragen, ob die Befunde von meiner Röntgenaufnahme und der Tomografie angekommen seien. »Ich habe mir die Röntgenaufnahme selbst angesehen«, antwortete er. »Negativ. Die Tomografie wird erst in vierundzwanzig Stunden fertig sein.«

Der Befund, meine Röntgenaufnahme sei normal, beruhigte mich nicht. Nichteingeweihte glauben, Röntgenstrahlen seien die perfekte Erkennungsmethode, doch ich wußte es besser. Röntgenstrahlen liefern Schwarzweißaufnahmen mit Schatten, die für alle Deutungen offen sind. Ich habe erlebt, wie man solche Aufnahmen als normal bezeichnete, und Monate später, als der Patient erkannte, daß er an einer Krankheit litt, wurden sie als abweichend umgedeutet. Am Anfang meiner Laufbahn lernte ich, mich nicht völlig auf Röntgenaufnahmen zu verlassen, besonders, wenn sie von einem bestimmten dicken Radiologen stammten, der stinkende Zigarren rauchte. Der hielt sich für unfehlbar und wollte den Chirurgen überzeugen, der Schatten im Dickdarm des Patienten sei ein bösartiger Tumor. Der Chirurg entfernte einen ganz normalen Darm ohne Tumore. Beide hatten den Stuhl des Patienten für eine Geschwulst gehalten.

Seitdem lautet eine Regel in unserer Praxis, daß jede Röntgenaufnahme von mindestens zwei Ärzten ausgewertet werden muß. Trotz dieser Vorsichtsmaßnahme kann es vorkommen, daß man eine Aufnahme fehldeutet und eine Fehldiagnose stellt.

Dr. Reed, der Radiologe, war ein Mann von Mitte Fünfzig mit dichtem Haar und einem Schnäuzer. Als er hereinkam, verhielt er sich nicht so, als sei er berühmt oder der Beste der Welt. Aber er tat etwas, was mich sehr beruhigte. Er lächelte. Er war der erste Arzt, der mich anlächelte. Ich wußte, er war einfach nur freundlich, aber es gab mir Hoffnung. Ich erkannte, daß ich nach Zeichen Ausschau hielt, die sagten, alles sei in Ordnung. Wie ein Kind ... oder ein Patient.

Wie die Ärzte zu Beginn blickte Dr. Reed mit Spiegeln in meinen Rachen und sagte: »Ich kann nichts sehen. Alles sieht normal aus.«

Ich war schockiert, welche Methode dieser hochqualifizierte Spezialist anwendete, doch ehe ich etwas sagen konnte, meinte der Assistent: »Man kann nichts sehen, weil Dr. DuVall mir sagte, es liege unterhalb der Stimmbänder. Man kann es nur mit einem faseroptischen Nasopharyngoskop erkennen.«

Dr. Reed bat um ein solches Instrument. Der Assistent betäubte meine Nase, und er war es, der das Röhrchen durch die Nase in meinen Kehlkopf gleiten ließ. Dann übergab er es Dr. Reed, der sagte: »Ich sehe nichts.« Und ich stellte mir eine Frage, die ich, ein Arzt, nicht beantworten konnte: Ist es besser, einen alten Arzt mit viel Erfahrung zu fragen, der sich aber in den neuesten Techniken nicht auskennt, oder einen jungen, der mit den neuesten Geräten ausgestattet ist, aber keine Erfahrung hat?

Nach der Untersuchung blickte mich Dr. Reed an. Jetzt lächelte er nicht. »Ich glaube, mit Röntgenstrahlen haben Sie eine fünfundachtzigprozentige Chance auf Heilung, und ich empfehle Ihnen diese Methode.«

»Und Chemotherapie?«

»Nutzlos.«

Ich war erleichtert. Ich hatte zu viele Patienten gesehen, die unter Übelkeit, Erbrechen und Haarausfall aufgrund von Chemotherapie litten. Die Ergebnisse dieser Behandlungsform waren zudem immer fragwürdig. Daher war ich froh, daß mir dieses Opfer erspart blieb. »Und wenn meine Drüsen befallen sind?« fragte ich.

»Dann behandle ich Sie nicht.«

»Ich habe keine andere Wahl?«

»Ich glaube nicht«, antwortete Dr. Reed. »Sie brauchen etwa dreißig Behandlungen. Bei Ihrer ersten wird es etwa eine Stunde dauern, denn es braucht Zeit, bis wir Sie auf dem Tisch in die richtige Position gebracht haben. Wir müssen den genauen Sitz der Läsion herausfinden und die Meßwerte in die Maschine einspeisen. Bei jedem anschließenden Termin wird man Sie auf die gleiche Stelle legen und die Maschine genau so justieren, damit wir alles auf die Läsion zentrieren und vermeiden, gesundes Gewebe zu zerstören.«

»Wird mir davon schlecht?«

»Gewöhnlich nicht. Manchen Leuten wird es von Strahlen übel. Manche beklagen sich über große Mattigkeit. Vermutlich werden Sie eine sehr wunde Kehle bekommen und nur schwer schlucken können.«

»Irgendwelche anderen Risiken?«

»In seltenen Fällen entwickelt der Patient Brand im Kehlkopfknorpel.«

»Was passiert dann?« fragte ich.

»Man muß den Kehlkopf entfernen und einen Luftröhrenschnitt anlegen. Aber ...« fügte er beruhigend hinzu, »... das ist bei mir noch nie vorgekommen.« Dann fragte er den Assistenten: »Haben Sie noch irgend etwas zu sagen?«

»Wie bestimmen Sie die Dosis?« fragte der Assistent, und Dr. Reed antwortete: »Das erledigt alles der Computer.«

Ich dachte daran, was Computerprogrammierer immer sagen: »Wenn du Müll reinpackst, kommt Müll raus.« Ich hoffte, dieser Computer war besser als der bei meiner Bank.

Als Dee und ich nach Hause fuhren, fiel mir auf, daß Dr. Reed nicht den gesetzlich vorgeschriebenen Regeln gefolgt war, denn er hatte weder alternative Behandlungsmöglichkeiten diskutiert, noch mir alle Risiken der Strahlentherapie geschildert. Aus eigener Erfahrung wußte ich, daß es gefährlich war. Ich wußte, daß schwere, unheilbare Hautverbrennungen entstehen konnten. Ich wußte, daß die Speiseröhre sich so entzünden konnte, daß ich vielleicht nicht mehr schlucken oder essen konnte. Ich wußte, daß sich Hautkrebs entwickeln konnte. Ich wußte, daß ich nach dieser Behandlung anfälliger für andere Krebsarten sein würde. Ich wußte, daß eine Strahlenüberdosis den Tod zur Folge haben konnte. Und ich war sicher, es gab eine Menge Nebenwirkungen, von denen ich nichts wußte. Warum hatte der Arzt diese Probleme nicht mit mir und meiner Frau besprochen?

Bei einem Seminar über die juristischen Aspekte ärztlicher Fehlbehandlung, an dem ich vor kurzem teilnahm, hatte ein Staatsanwalt betont, wie wichtig es sei, den Patienten alle Risiken klarzumachen. Sicher wußte Dr. Reed über solche Dinge Bescheid?

Natürlich ist diese Politik für den Patienten unangenehm. Ein Freund, der seinen sterbenden Sohn in ein nationales Krebszentrum zur Behandlung brachte, hatte mir von der schrecklichen Situation erzählt, als man ihm alle Risiken mitteilte, ehe er seine Zustimmung zur Therapie geben konnte. Es sei schlimmer gewesen als die eigentliche Behandlung. Er schilderte, wie der Arzt ihnen langsam eine Liste mit allen möglichen Nebenwirkungen vorlas und alle fünf Minuten aufblickte, um zu fragen: »Verstehen Sie, was ich meine?«

Mein Freund sagte: »Als ich von diesen schrecklichen Möglichkeiten hörte, konnte ich mir nur sagen: Das passiert uns nicht. Nach einer Stunde, in der wir von sämtlichen entsetzlichen Möglichkeiten unterrichtet worden waren, konnte ich nicht mehr hinhören, aber es dauerte noch eine weitere halbe Stunde mit allen Einzelheiten und Erklärungen, bis der Arzt damit fertig war. Mein Sohn Barry und ich unterschrieben benommen ein Formular. Bis heute weiß ich nicht, was darin stand.«

Auch ich habe in meiner Praxis mit diesem Problem gerungen. Ich kenne keine wirksame Behandlung, die keine Nebenwirkungen hat. Unter bestimmten Umständen kann jedes Medikament den Tod verursachen. Doch man muß die menschliche Psyche in Betracht ziehen. Wenn ein Patient Angst vor dem Medikament hat, geht der psychotherapeutische Effekt verloren, oder schlimmer, der Patient nimmt es gar nicht. Ich habe in meiner Praxis das Problem gelöst, indem ich sage: »Das Gesetz und die Drohung mit Klagen seien verdammt, ich tue, was für meinen Patienten am besten ist. Soll der Würfel fallen, wie er will.«

Ich versuche immer, meine Patienten individuell einzuschätzen und ihnen nur das zu sagen, was sie auch vertragen können. Dieses Gespräch beschließe ich mit den Worten: »Möchten Sie noch irgend etwas fragen?« Manchmal antwortet ein Patient: »Ich will das Schlimmste wissen.« In diesen Fällen bin ich gezwungen, auch das mitzuteilen. Dieser Patiententyp scheint ungewöhnliche Tapferkeit aufzuweisen, kooperiert aber meiner Erfahrung nach nur selten bei der Behandlung. Vielleicht geben diese Menschen auf, weil ihre Prognose so schlecht ist. In meinem eigenen Fall hingegen habe ich vermieden, mich den Tatsachen zu stellen, und hatte damit zur Verzögerung der Behandlung beigetragen.

An diesem Abend, zu Hause, mußte ich mit noch einem weiteren Problem fertig werden. Im Gegensatz zu den meisten Patienten kannte ich die Risiken der Therapie, die der Arzt nicht erwähnt hatte. Es besteht immer das Risiko einer unerwartet schweren Reaktion auf die Therapie. In meiner Praxis schützte ich meine Patienten davor, sich wegen unwahrscheinlicher, sehr seltener Komplikationen Sorgen zu machen, doch da ich Arzt war und zu viel wußte, konnte mich keiner schützen. Was sollte ich tun? Wenn ich mit der Stahlenbehandlung einmal anfing, konnte ich nicht mehr zurück. Ich mußte jetzt entscheiden, ob ich ein zweites Gutachten wollte. Dr. DuVall hatte es mir sehr einfach gemacht. Er hatte mich danach gefragt, und ich hatte ihn wegen dieser Frage bewundert. Ich hatte Jahre gebraucht, um diesen Punkt zu erreichen.

Ärzte rivalisieren miteinander. Das fängt schon beim Studium an. Lange Zeit gab es für jeden Medizinstudienplatz in den Vereinigten Staaten drei Bewerber. Wenn man nicht äußerste Spitze war, bekam man nie einen. Beim Studium wird man ständig geprüft. Man ist sich immer bewußt, wie man steht, denn das bestimmt die Qualität der Assistentenstelle, und wie man da abschneidet, bestimmt die Gelegenheiten zur späteren Praxis. Dieser Wettbewerb überträgt sich auch auf Zweitgutachten: Wenn man mit dem ersten übereinstimmt, trägt das nicht zum Status bei. Einige Ärzte stellen vielleicht eine andere Diagnose, nur weil sie den eigenen Status verbessern wollen.

Eine Patientin, die ich wegen Bluthochdruck behandelte, sagte mir, sie habe im Urlaub einen Arzt in Kalifornien aufgesucht. Er hatte ihr Medikament gewechselt und ihr geraten: »Die Ärzte in Oregon sind nicht so auf dem laufenden wie wir hier in Kalifornien, daher verschreibe ich Ihnen etwas anderes.« Ich hatte Hydrodiuril verschrieben, er verschrieb Esidrix. Diese beiden Medikamente sind genau dasselbe. Der einzige Unterschied besteht im Namen.

Wenn ein Arzt freiwillig zu einer zweiten Stellungnahme rät, muß er sich sehr sicher fühlen. Ich war in meiner eigenen Praxis an diesem Punkt angelangt und hatte nichts gegen Zweitgutachten; tatsächlich nahmen sie einem einen Teil der Verantwortung ab. Doch in meinem eigenen Fall fragte ich mich, warum ich so dumm gewesen war. Warum hatte ich so lange gewartet, bis ich zu Dr. DuVall ging? Trotz aller Entschuldigungen und Rechtfertigungen vor mir selber kannte ich den Grund. Ich hatte mich verhalten wie viele meiner Patienten; ich hatte die Diagnose akzeptiert, damit ich mich nicht mit einer anderen auseinandersetzen mußte.

Ich mochte Kitty Grant von der ersten Minute an, weil sie eine Bemerkung machte, die darauf angelegt war, jedem Arzt zu schmeicheln. »Ich weiß, Sie sind der beste Arzt der Welt«, sagte sie. »Und daher bin ich hier, damit Sie meine Arthritis heilen. Ich war schon bei sechs Ärzten. Sie sind meine letzte Hoffnung.«

Ich nahm ihre Krankengeschichte auf und war überrascht, als ich sie untersuchte. Sie hatte keine Arthritis, sondern Multiple Sklerose. Es bestand überhaupt kein Zweifel.

Wie bringt man aber einem nichtsahnenden Patienten

schlechte Nachrichten bei? Ich sagte es ihr so schonend ich konnte, aber sie war nicht sehr aufgebracht.

»Hatten Sie damit gerechnet?« fragte ich sie.

»Nun, eigentlich nicht. Aber der erste Arzt, zu dem ich ging, hat das auch gemeint.«

»Und die nächsten fünf?«

»Haben mich alle wegen Arthritis oder ähnlichem behandelt.«

»Warum haben Sie den ersten Arzt gewechselt?«

»Mir gefiel die Diagnose nicht.«

Mir hatten die ersten beiden Ärzte gesagt, was ich hören wollte: »Kein Krebs.« Warum sollte ich mich an einen anderen wenden?

Ich kannte die großen Krebszentren Amerikas: Sloan-Kettering, die Mayo-Klinik, das National Institute of Health, Houston und, mehr in der Nähe, Seattle. Ich hatte Verbindungen und kannte in allen diesen Einrichtung Kollegen. Man hätte mich überall mit offenen Armen aufgenommen. Aber ich hatte meine Entscheidungen getroffen wie ein ganz gewöhnlicher Patient. Mir gefielen meine Ärzte, und ich wollte behandelt werden, wo ich es am bequemsten fand. Ich wollte während dieser Krise in der Nähe meiner Familie bleiben. Ich hatte mir ausgesucht, in Portland behandelt zu werden. Wenn ich sterben mußte, wollte ich zu Hause sterben.

Es war ein langer Tag gewesen, aber als ich mich an diesem Abend zur Ruhe legte, war ich einigermaßen gelassen. Ich hatte meine Entscheidung getroffen. Ich hatte mich entschieden, mich wie ein reifer Erwachsener zu verhalten. Den größten Teil meines Lebens hatte ich immer alles unter Kontrolle gehabt. Nun lag zum erstenmal mein Schicksal in den Händen anderer. Das hatte ich schließlich akzeptiert. Ich kannte die Probleme. Ich wußte, was schiefgehen konnte, aber, so sagte ich mir, Leute in meinem Beruf wissen, was sie tun. Wenn sie das nicht tun, wenn du dich ihnen nicht anvertrauen kannst, dann ergibt dein ganzes Leben keinen Sinn.

Ich kuschelte mich eng an Dee und hielt sie fest. Ich glaubte, das nicht mehr allzulange tun zu können. Auch wenn ich meine Krankheit überlebte, würde es mir vermutlich wegen der Strahlenbehandlung schlechtgehen.

Ich dachte an einen Tag vor ein paar Jahren, als mein Vater neunzig und meine Mutter sechsundachtzig war. Ma hatte Fieber, und Pa fragte: »Was ist denn mit Bessie?«

»Sie hat Fieber, Pa. Vermutlich ist es Grippe.«

»Ist das ansteckend?«

»Wahrscheinlich.«

»Dann sollte ich vielleicht heute abend nicht bei ihr schlafen?«

»Genau«, antwortete ich.

»Eddie«, sagte er sehr ernst, »dann redest du aber besser mit ihr und erklärst es ihr. Sie wird das sonst nie dulden, wenn ich in einem anderen Bett schlafe.«

Ich fühlte mich wohl, als ich an diese Geschichte dachte und daran, welches Glück meine Eltern hatten, sechsundsechzig Jahre lang gern zusammen in einem Bett geschlafen zu haben. Und dann dachte ich: Soviel Glück habe ich nicht. Sieht nicht so aus, als würde ich es schaffen. Morgen verändert sich mein Leben.

Die Behandlung

Erster Behandlungstag

Heute beginnt meine Radiotherapie. Nach so vielen Jahren als Arzt würde man meinen, ich wüßte genau, was mich erwartet, und würde alles verstehen, aber das stimmt nicht. Ich habe viele Patienten zur Radiotherapie geschickt, aber das Verordnen ist etwas anderes, als sie selbst verabreicht zu bekommen.

Ich mache mir Sorgen. Es hatte bei mir sechs Monate und drei Konsultationen gebraucht, um eine vermeintlich leichte Diagnose zu stellen. Nie hatte ich geahnt, wie schrecklich es für einen Patienten ist, warten zu müssen. Wenn ich früher als Arzt eine Diagnose stellte, folgte ich bei jedem Patienten einer bestimmten Routine. Zuerst nahm ich seine Krankengeschichte auf, dann untersuchte ich ihn. Anschließend ließ ich Labortests vornehmen, dann Röntgenaufnahmen machen. Und wenn sich keine Antwort ergab, wurden weitere Tests und weitere Röntgenaufnahmen angeordnet und dann vielleicht Kollegen zu Rate gezogen. Das alles dauerte seine Zeit. Das Opfer wartete derweil geduldig, doch jede Verzögerung verstärkte seine Ängste. Ich habe nie gewußt, wie es ist, wenn man warten muß und grübelt. Jetzt weiß ich es.

Mein Termin für die erste Behandlung ist um zehn Uhr. Ich komme fünf Minuten zu früh, und die Schwester fängt mich ab, noch ehe ich das Wartezimmer betrete. Ich bin dankbar, daß sie mich ins Behandlungszimmer schiebt. Die beiden Frauen dort begrüßen mich mit Namen. Offensichtlich haben sie mich erwartet. Ich bin hier in einem Lehrkrankenhaus, daher weiß ich, daß die eine ausgebildete Röntgenassistentin ist, die andere noch lernt. Ich hoffe nur, daß die Schülerin nicht die Messungen vornimmt.

Ich weiß, daß alle Anfänger irgendwo lernen müssen. Als ich studierte, durften wir als Graduierte auf die Station, doch man riet uns: »Hört zu, schaut hin, riecht und berührt, aber sonst tut nichts. Trefft ja keine Entscheidungen!« Ein Kommilitone, Larry LaBelle, war von den Klagen einer Patientin so betroffen, daß er ihren Blasenkatheter entfernte. Als die Patientin zu bluten begann, war Larrys Medizinerkarriere dahin. Im Laufe der Jahre lockerte man diese strengen Regeln, um den studentischen Forderungen nach mehr praktischer Erfahrung nachzukommen – aber ich hoffte, nicht in dieser Abteilung. Ich weiß, daß Studenten Erfahrungen sammeln müssen, aber warum gerade bei mir? Das haben bestimmt schon vor mir viele gedacht.

Sie führen mich in einen kleinen, hellbeleuchteten Raum. In der Mitte steht ein langer, schmaler Tisch, darüber hängt eine riesige Kugel, ähnlich wie bei der Tomografie. Beide Röntgenassistentinnen lächeln und schwatzen; die Behandlung von Krebspatienten hat sie offensichtlich noch nicht bedrückt gemacht. Aber sie sind jung; das Leben liegt noch vor ihnen, und der Tod ist noch ein Fremder.

Sie bitten mich, meinen Pullover auszuziehen und die obersten Hemdknöpfe zu öffnen. Dann steige ich auf einen Stuhl und lege mich auf den harten, schmalen Stahltisch. Das Metall ist kalt, und unter mir liegt nicht einmal ein Laken. Die grelle Deckenbeleuchtung zwingt mich, die Augen zuzukneifen. Das hilft auf gewisse Weise, die Wirklichkeit zu verdrängen.

»Es wird etwa eine Stunde dauern«, sagt die eine. »Es ist vermutlich ein bißchen unbequem, aber es tut nicht weh. Wir müssen Ihren Kehlkopf genau lokalisieren. Dann müssen wir die Strahlen darauf ausrichten, damit wir jedesmal den gleichen Punkt behandeln.«

Nun beginnen die beiden Assistentinnen, meinen Körperbau zu diskutieren. Eine sagt: »Er hat einen kurzen Hals.«

»Ja, darauf müssen wir achtgeben.« Sie schieben ein Kissen unter meinen Nacken, damit der Hals gestreckt wird.

»Das geht nicht, der Hals ist zu dick«, sagt die erste.

»Versuch's mit Größe C.« Sie legen einen Plastikblock mit einer Mulde unter meinen Nacken, in die mein Hals genau paßt, und er wird weiter gestreckt.

»Sieht aus, als bräuchte er D.«

Es klingt, als paßten sie mir einen Büstenhalter an.

»Der Kopf ist in Ordnung«, sagt eine.

»Und jetzt die Knie«, die andere.

Sie schieben eine harte Stütze unter meine Knie und beugen sie.

»Verdammt«, meint die eine. »Jetzt stecken seine breiten Schultern vorn.«

Sie legen ein Brett mit einem Seil an beiden Enden unter meine Füße. Die beiden Seilenden geben sie mir in die Hände.

»Und jetzt fest ziehen«, lautet der Befehl. Ich ziehe, und das zwingt meine Schultern auf die Platte. Endlich liege ich in der richtigen Position. Unter meinem Nacken liegt ein Plastikblock, damit ich den Hals möglichst lang recke. Ich ziehe an Seilen, die an einem Brett befestigt sind, gegen die sich meine Füße stemmen, damit meine Schultern die Unterlage berühren; unter meinen Knien liegt eine Stütze. Ich befinde mich auf einem harten Tisch, grelles Licht scheint mir ins Gesicht, und ich werde angewiesen, ruhig zu liegen und die Position eine Stunde lang beizubehalten.

Sie erklären, daß sie eine Reihe von Röntgenaufnahmen machen werden, um genau zu bestimmen, wo mein Kehlkopf liegt. Danach werden sie die Strahlen genau auf die Stelle im Kehlkopf richten, die befallen ist. Indem sie den Strahl ganz stark zentrieren, hoffen sie vornehmlich krankes Gewebe zu treffen und das normale Gewebe zu schonen. Um die Einwirkung der Strahlen auf das gesunde Zellgewebe gering zu halten, zentrieren sie sie zuerst auf die linke, dann auf die rechte Seite, und beide Strahlen treffen sich genau an der befallenen Stelle. So bekommt das gesunde Gewebe weniger als die Hälfte der Strahlung ab als das kranke. Zumindest hoffen sie das.

In der nächsten halben Stunde rotiert die Kugel, klickt Bilder, und sie rücken meinen Kopf zurecht. Endlich, als ich glaube, nicht mehr ziehen und halten zu können, verkünden sie: »Jetzt liegen Sie richtig.«

Dann betritt Dr. Reed den Raum. Er sagt kein Wort zu mir. Er betastet meinen Hals, betrachtet die Röntgenaufnahmen und sagt: »Okay.« Dann geht er wieder hinaus. Ich bin sprachlos, wie er sich benimmt.

Nun teilt mir die Röntgenassistentin mit, sie würde vier permanente Tätowierungen an meinem Hals anbringen. Dann wüßten sie und andere Radiologen, wie sie den Strahl zu richten haben. Ich werde fürs Leben gezeichnet. Aber so wird nie jemand den Fehler begehen, mich in diesem Bereich wieder zu bestrahlen. Gegenwärtig plant man, mich mit maximaler Strahlendosis zu behandeln, ohne mich zu verbrennen. Diese Dosis legt ein Computer fest. Der Würfel wird nur einmal geworfen. Wenn die Radiotherapie versagt, kann sie nicht wiederholt werden.

Ich will, daß sie ihr Ziel treffen, und halte so still ich nur kann. Ich spüre ein paar Nadelstiche, und dann bin ich tätowiert.

Jetzt endlich bin ich bereit für die erste Behandlung.

Die große Kugel wird nach links gedreht. Die Lichter verlöschen. Ein Lichtstrahl dringt aus dem Auge der Kugel und richtet sich auf meinen Hals. Dann teilen mir die beiden Frauen mit, daß sie mich nun allein lassen werden. Sie dürfen sich nicht im gleichen Raum aufhalten. Die Strahlen sind zu gefährlich. Sie werden hinter Bleitüren warten und mich auf einem Fernsehmonitor beobachten, um sicherzugehen, daß ich mich nicht bewege. Mit dieser Erklärung verlassen sie das Zimmer. Ich höre ein Klicken und ein Surren. Das Geräusch dauert genau dreißig Sekunden. Dann gehen die Lichter wieder an, die Assistentinnen kehren zurück und schieben das Auge der Kugel auf die rechte Seite. Wieder verlöschen die Lichter, der Strahl bewegt sich von meinen Augen zum Hals, sie huschen aus dem Raum, es klickt und surrt. Ich zähle genau bis dreißig.

Die erste Behandlung ist vorbei. Sie helfen mir vom Tisch. Ich bin ein wenig steif, aber sonst habe ich nichts gespürt.

Als ich nach Hause fahre, brüte ich darüber, wie unpersönlich diese Mädchen meinen Körperbau diskutiert haben. »Dicker Hals, zu breite Schultern.« Als wäre ich gar nicht da. Es ist eine schlechte Angewohnheit von Ärzten, die mir sehr vertraut ist, doch darüber nachgedacht hatte ich noch nie. Mein ganzes Leben habe ich Sätze gehört wie: »Seniler alter Mann, alte Oma, der Verrückte in Zimmer 411.«

Als ich zehn war, nahm mich meine Mutter mit in ein Geschäft, um mir für Rosh ha-sh'ana, das jüdische Neujahrsfest, meinen alljährlichen neuen Anzug anpassen zu lassen. Als meine Mutter klagte, der Kragen des Jacketts säße nicht richtig, meinte der Verkäufer: »Der kann auch nicht sitzen, denn sein Hals ist zu dick.« Da packte mich meine Mutter wütend am Arm und führte mich aus dem Laden. Wir haben ihn nie wieder betreten, und bisher hatte ich den Vorfall völlig vergessen.

Das gleiche geschah einer Patientin von mir. Als Hazel Beson zuerst zu mir kam, war sie fünfunddreißig und hatte keine Probleme außer ihrem Übergewicht. Sie war einen Meter sechzig groß und wog achtzig Kilo. Nach der Untersuchung empfahl ich ihr bloß, abzunehmen. Eine Woche später war sie wieder in der Praxis und verlangte, daß ich sie wiege.

»Frau Beson«, sagte ich, »warum wiegen Sie sich nicht selbst zu Hause? Jedesmal, wenn Sie herkommen, muß ich Ihnen eine Konsultation berechnen. Warum sparen Sie nicht das Geld und kaufen sich eine Waage?«

»Nein«, erwiderte sie. »Allein nehme ich nicht ab. Wenn Sie mich wiegen, hilft das.«

Ich stimmte zu. »Sie wiegen neunundsiebzig Kilo.«
»Nein«, widersprach sie. »Achtundsiebzig.«
»Schauen Sie selbst auf die Waage: neunundsiebzig.«
»Nein, achtundsiebzig«, beharrte sie.

Ich wurde ärgerlich. Wie konnte eine intelligente Frau so dumm sein? »Schauen Sie noch einmal hin. Können sie keine Zahlen lesen?«

Sie schaute hin und erklärte dann: »Es sind nur achtundsiebzig. Sie zählen meine Brüste mit. Ich nicht. Die wiegen zwei Pfund, daher ziehe ich die immer ab.«

»Und woher wissen Sie, wieviel Ihre Brüste wiegen?«
»Ich habe sie auf die Küchenwaage gelegt.«
»Gehören Ihre Brüste denn nicht zu Ihnen?«
»Nein. Als ich dreizehn war, brachte meine Mutter mich zu einem Arzt, und ich hörte, wie er zu ihr sagte. ›Sie hat aber einen großen Busen für ihr Alter.‹ Seitdem habe ich meine Brüste nie mitgerechnet.«

Die Geschichte klingt vielleicht witzig, aber eigentlich war dieser Arzt ein herzloser Narr, so etwas vor einem Kind zu sagen – noch ein Beispiel für einen Angehörigen meiner Zunft, der vor Patienten spricht, als seien sie gar nicht vorhanden.

Bei diesem Vorfall wurde Hazel Beson ihre Brüste los, aber mein dicker Hals war mal wieder zum Gesprächsgegenstand geworden.

Zweiter Behandlungstag

Zu meiner zweiten Behandlung komme ich sehr früh. Ich weiß das, aber ich will es so schnell wie möglich hinter mich bringen. Statt jedoch direkt ins Behandlungszimmer gebracht zu werden, schickt man mich in den Warteraum. Dort sitzen zwei weitere Patienten, und ich werde mit der Tatsache konfrontiert, daß wir alle drei Krebs haben. Jetzt gehöre ich zu diesem Verein. Zumindest nach außen hin scheint keiner von uns davon besonders betroffen zu sein.

Um zwanzig nach neun ist mein Name immer noch nicht aufgerufen worden. Warum fangen Sie nicht an? Haben Sie bei meiner Tomografie etwas gefunden? Der Arzt hatte gesagt, sie würden mich nicht mit Strahlen behandeln, wenn die Tomografie positiv ausfiele. Gestern hatte ich nicht genügend Mut, um nach dem Befund zu fragen. Um 9 Uhr 25 koche ich fast. Um halb zehn, genau zu meinem ausgemachten Termin, ruft die Assistentin meinen Namen auf. Ich folge ihr aus dem Wartezimmer auf den Gang. Sie sagt nichts, und ich stelle keine Fragen. Wird sie mich ins Sprechzimmer des Arztes führen oder ins Behandlungszimmer? Sie bringt mich in den Bestrahlungsraum. Hocherfreut steige ich auf den Tisch. Die Behandlung ist schmerzlos und in zehn Minuten vorüber. Erleichtert fahre ich nach Hause. Meine Tomografie muß negativ gewesen sein, sonst hätten sie mich nicht behandelt, aber ich habe immer noch nicht den Mut, jemanden offiziell um eine Bestätigung zu bitten.

Es war zwar meine Schuld, daß ich zu früh kam, aber heute habe ich gelernt, daß eines der grausamsten Dinge, die ein Arzt einem Patienten antun kann, ist, ihn warten zu lassen. Wie es so schön heißt, die klugen Erkenntnisse kommen immer zu spät.

Vor ein paar Jahren bat mich Barry Leed, ob ich mir einen Patienten anschauen könne, der an Arthritis litt. Der Patient selbst hatte um einen Termin gebeten, doch man hatte ihm gesagt, er müsse zwei Monate warten. Dr. Leed meinte, dieser Mann, John Diamond, sei ein Freund von ihm und eine bekannte Persönlichkeit unserer Stadt, und ich täte ihm einen Gefallen, wenn ich ihn früher drannähme. Ich sah in meinen Kalender. Ich hatte schon jetzt zu viele Termine, bestellte aber den Mann für den nächsten Morgen, ehe ich mit der Praxis begann.

Am folgenden Morgen machte ich mich früher auf den Weg, um mich um Mister Diamond zu kümmern, wurde aber im Krankenhaus aufgehalten. Als ich endlich in die Praxis kam, war ich eine halbe Stunde zu spät – der Patient war fort. Die Sprechstundenhilfe sagte, er habe eine Viertelstunde auf mich gewartet und sei dann gegangen. Bald meldete sich Dr. Leed am Telefon. Mister Diamond hatte sich bei ihm über die Wartezeit beklagt, aber man verzieh mir. Ob er morgen wiederkommen könne?

»Nein«, sagte ich, »wir werden nicht miteinander zurechtkommen.«

Damals war ich verärgert, aber heute verstehe ich die Enttäuschung und den Ärger von Mister Diamond. Wie konnten wir um alles in der Welt von ihm erwarten, zwei Monate auf einen Termin zu warten? Das war grausam. Und als ich ihn ungewöhnlich früh morgens in meine Praxis bestellt hatte, erschien ich nicht. Auch er war ein vielbeschäftigter Mann und hatte Termine einzuhalten. Man stelle sich die Feindseligkeit von Patienten vor, die man warten läßt und die endlich ins Sprechzimmer des Arztes gelangen. Und man stelle sich vor, daß ich daran noch nie einen Gedanken verschwendet hatte!

Dritter Behandlungstag

Wieder bin ich zu früh. Ich scheine nicht anders zu können. Man führt mich in meinen Raum, der, wie ich inzwischen weiß, keine konventionellen Röntgenstrahlen beherbergt, sondern einen sogenannten linearen Beschleuniger. Die Behandlung verläuft glatt und schnell. In zehn Minuten ist es vorbei. Ich steige vom Tisch und sage fröhlich zu der Assistentin: »Bis morgen.«

»Nein, bis Montag«, verbessert sie mich. »An Wochenenden führen wir keine Behandlungen durch.«

Was? Ist das denn möglich? In drei Tagen, mit drei Minuten bei jeder Behandlung, können sie nicht viele Krebszellen getroffen haben. Jeden Augenblick kann sich eine lösen und sich in anderen Organen ausbreiten. Wenn die Organe einmal befallen sind, ist es zu spät. Warum eine solche Verzögerung? Warum können sie nicht auch samstags und sonntags behandeln? Das ist ein Skandal. Aber ich verkneife mir diese Bemerkungen. Ich werde das System nicht herausfordern, zumindest nicht jetzt, wo ich völlig davon abhängig bin. Keine Chance, daß sie nur wegen mir arbeiten, daher hat es keinen Sinn, alle zu verärgern. Ich weiß selbst, wie gereizt mich Patienten machen, die um besondere Privilegien bitten. Und bei der Strahlenbehandlung ist absolute Genauigkeit unabdingbar. Man will ja nicht die Leute beleidigen oder die Routine stören.

Samstag

Für mich ist es ein unglücklicher Beginn für meine Therapie. Ich gehöre der Schule an, die glaubt, wenn man einmal den Kampf gegen den Krebs aufgenommen hat, gibt man keine Ruhe.

Es gibt keine Feiertage. Es ist, als hielte man einen Tiger am Schwanz: Man kann ihn nicht loslassen, denn nur einer von uns beiden wird überleben.

Ich weiß, daß sich Behandlungsmethoden ändern; aber ich selbst ändere mich nur langsam. Heute wird Brustkrebs erst mit Diskussionen behandelt. Dann nimmt man eine Biopsie vor. Anschließend geht die Patientin nach Hause und kehrt ein paar Tage später zurück, um die verschiedenen Möglichkeiten zu diskutieren. Immer mehr Patientinnen werden nur die Knoten entfernt; oft folgt Radiotherapie. So habe ich das nicht gelernt. Mir hat man beigebracht, daß, wenn der Chirurg erst mit dem Skalpell die Krebszellen berührt hat, sich Wege eröffnen, auf denen sich die kranken Zellen verbreiten und im restlichen Körper festsetzen können. Zu meiner Zeit gab es, sobald die Diagnose gestellt war, keine Verzögerungen. Der Chirurg nahm eine Radikalmastektomie vor. Ich weiß, heute macht man das anders, und ich verstehe die Gründe dafür, aber bislang bin ich nicht überzeugt, ob diese neue Methode die bessere ist. Ich lese günstige Statistiken, doch mir ist nicht wohl dabei.

Wenn einmal die Diagnose »Krebs« gestellt ist, sollte man meiner Meinung nach nicht warten oder abbrechen. Das trifft auch auf meine Radiotherapie zu. Niemand weiß mit Sicherheit, was besser ist, ob man jeden Tag behandeln oder an Wochenenden eine Ruhepause einlegen soll. Wenn es nach mir ginge, würde ich jeden Tag eine Behandlung haben.

Ich war einmal auf einem Ärztekongreß, wo man einen Vortrag über Radiotherapie gegen Krebs hielt. Der Artikel hatte den Titel: »Zwei, eins, zwei zwei.« Das hörte sich eher wie ein Tanzschritt an. Der Radiologe erklärte jedoch, er empfehle zwei Tage Strahlentherapie, gefolgt von einem Tag Ruhe, danach zwei Tage Behandlung und zwei Tage Ruhe. Dann wiederholte sich der Zyklus: Zwei Tage Therapie, ein Tag Pause.

Bei einem Umtrunk am Abend fragte ich den Arzt, wie er zu dieser These gelangt sei.

»Sehr einfach«, antwortete er. »Wir arbeiten montags und dienstags; Mittwoch ist unser freier Tag. Donnerstag und Freitag sind Arbeitstage, samstags und sonntags haben wir frei. Das Programm paßt zu unserem Arbeitsrhythmus.« Vermutlich haben sie meine Behandlungen auch so festgelegt.

Ich bin daran gewöhnt, Anweisungen zu geben, aber jetzt bin ich machtlos. Die Arztausbildung erfordert jahrelange Unterwürfigkeit; bei mir waren es vierzehn Jahre: vier beim Studium, fünf als Assistenzarzt, fünf in der Armee. Vierzehn Jahre lang hatte mir jemand über die Schulter geblickt. Vierzehn Jahre lang hatte ich: »Ja, Sir, nein, Sir«, gemurmelt. Dann hat man plötzlich die Ausbildung beendet und steht allein da. Man muß allein die Entscheidungen treffen, die Leben oder Tod bedeuten, und das jagt einem zuerst Angst ein. Dann jedoch wittert man die Macht, und das gefällt einem. Bald duldet man keine Widersprüche mehr.

Ich bin der Boss. Ich war bei der Armee Stabsarzt. In meinem Krankenhaus war ich der Chefarzt. Ich war Leiter der Arthritisabteilung in der Uniklinik. Jetzt haben sie mir alle Macht geraubt. Niemand fragt mich, was zu tun sei. Statt dessen sagen sie mir, was ich tun soll, und ich muß mich fügen.

Vierter Behandlungstag

Heute beginnt eine neue Woche. Endlich bekomme ich fünf Behandlungen hintereinander. Ich habe gelernt, nicht zu früh zu meinen Terminen zu kommen, so muß ich nicht ins Wartezimmer und werde nicht durch die anderen Patienten daran erinnert, daß ich Krebs habe. Wenn ich auf die Minute komme, kann ich direkt in den Bestrahlungsraum. Heute aber gibt es Verzögerungen. Die Schwester leitet mich ins Wartezimmer, und ich muß zehn Minuten warten, bis man meinen Namen aufruft. Ich folge der Frau auf den Gang, aber statt mich in mein Behandlungszimmer zu führen, geht sie weiter. Ich werde immer ängstlicher.

»Wohin gehen wir?« frage ich.

Die Schwester sieht mich merkwürdig an und antwortet: »Oh, wissen Sie das nicht? Montags ist immer Wiegetag. Wir müssen Ihr Gewicht überwachen.«

Ich weiß, warum. Bei dieser Therapie kann man Schluckprobleme und Appetitmangel entwickeln und Gewicht verlieren. Daher wird man regelmäßig gewogen, und man fordert den Patienten auf, viel zu essen. Lange kann er das vielleicht nicht mehr.

So haben Ärzte ihre Patienten schon vor fünfzig Jahren behandelt. Vor der Entdeckung von Antibiotika starben viele Kinder an ansteckenden Krankheiten. Wenn ein Säugling krank wurde und zudem erbrach und Durchfall bekam, überstand das ein dickes Baby mit vielen Fettreserven besser als ein dünnes. Wie die ansteckenden Krankheiten vor fünfzig Jahren sind heute die Behandlungsfolgen von Krebs unvorhersehbar. Vielleicht werde ich im Verlauf der Krankheit irgendwann nicht mehr essen können, entweder weil sich der Krebs ausgebreitet hat oder als Nebenwirkung der Therapie. Daher der Rat: »Iß, solange du kannst. Nimm ja nicht ab.«

Ich habe mein ganzes Leben immer gern gegessen. In den letzten Jahren habe ich mich dabei stark kontrolliert, doch jetzt brauche ich nur die ärztliche Erlaubnis, wieder zu sündigen. Es ist so, als würde man einem Alkoholiker sagen, er solle viel Schnaps trinken.

Ich weiß, ich muß nun genug essen, um mein Gewicht zu halten oder sogar ein paar Pfund zuzunehmen, aber niemand hat mir gesagt, was ich zu mir nehmen soll. Wahrscheinlich, weil keiner weiß, was man raten soll. Die Sachliteratur wimmelt von Vorschlägen, und vieles widerspricht sich; die Fachliteratur ist nicht besser. Schlimmer aber ist, daß die Ratschläge der Ärzte sich ständig ändern. Man hat Diabetikern mal geraten, eine fettreiche Diät zu essen, weil sie kein Insulin hätten, um Kohlehydrate zu verdauen. Ein typisches Frühstück für Diabetiker im Jahre 1938 bestand aus drei Eiern, drei Scheiben Speck, sechs Scheiben Butter, keinem Zucker und wenig Brot. 1940 hatte sich diese Meinung geändert. Man gab dem Diabetiker reichlich Kohlehydrate, die dann mit einer Extraportion Insulin ausgeglichen wurden. Heute hat sich die Diät wieder gewandelt und ähnelt normalem Essen. Wenig Cholesterin, reich an komplexen Kohlehydraten, aber ohne raffinierten Zucker.

Divertikulitis ist eine verbreitete Darmkrankheit, bei der

kleine Ausbuchtungen im Dickdarm sich entzünden. Bis vor kurzem haben die besten Ärzte darauf bestanden, daß Patienten mit dieser Krankheit eine ballastarme Diät essen. Heute raten die gleichen Ärzte genau das Gegenteil: »Nur zu mit den Ballaststoffen!«

Mir haben oft Patienten berichtet, daß eine bestimmte Diät, ob hochdosierte Vitamine, makrobiotische Kost, stärkeloses Essen, Preiselbeersaft oder Gottweißwas ihr Leiden gebessert habe. Ich habe diese Ratschläge nie an andere Patienten weitergegeben, weil mir die Erfahrung beigebracht hat, daß die Diät beim nächsten nicht anschlagen würde. Ich habe jedoch nur selten geraten, daß der Patient seine Diät ändern solle. Im Laufe der Jahre habe ich herausgefunden, daß es ebenso sinnlos ist, über Eßgewohnheiten zu streiten wie über Religion. Die Diätvorstellungen eines Menschen sind sein Himmelreich; man sehe nur, wie viele Religionen bestimmte Eßvorschriften enthalten.

Wenn es um Schlankheitsdiäten geht, ist das Problem schlimmer. Oft fragen mich Patienten: »Ist diese Diät gut?« Meine Standardantwort dazu lautet: »Ich weiß, sie ist gut für den Autor des Buches, aber ich weiß nicht, wie gut sie für Sie ist.« Bislang habe ich noch nie jemanden überzeugt, nicht einmal meine eigene Frau, die Diätassistentin ist.

Letzte Mode ist es, der Nahrung Fischöl zuzufügen, aber neu ist das nicht. Vor fünfzig Jahren schob man massenweise schrecklich schmeckenden Fischlebertran in die Münder der Kinder. Lebertran ist reich an Vitamin D, und nun haben wir konzentriertes Vitamin D in Kapseln und geben unseren Arthritispatienten hohe Dosen davon. Das haben wir jahrelang so gehalten, bis die Patienten an Kalziumablagerungen in den Nieren starben, die durch das Vitamin verursacht waren.

Es gibt einige Ratschläge für die Ernährung, die vernünftig scheinen: Wenig Salz bei Bluthochdruck, wenig Cholesterin bei Herzpatienten. Aber ich frage mich, wie ernst der Medizinerstand Diätinformationen nimmt, nachdem meine

Schwiegermutter kürzlich im Krankenhaus war. Ich war von der Leichtigkeit beeindruckt, mit der die Chirurgen ihr einen Herzschrittmacher einpflanzten. Was vor ein paar Jahren noch ein größerer Eingriff gewesen wäre, schien jetzt eine Kleinigkeit. Die Herzstation war sehr beeindruckend. Die Pflegeabteilung wirkte wie aus einem Science-Fiction-Film: reihenweise Monitore, flackernde EKG-Geräte, Summer, alles von qualifizierten Engeln in steifen weißen Kleidern überwacht: supereffizient, superwissenschaftlich.

Dieser Eindruck aber brach bei Roses erstem Frühstück zusammen, als sie Steak und Bratkartoffeln vorgesetzt bekam. Das war reines Cholesterin. Als ich die Schwester fragte, meinte sie, es sei ein Irrtum. Ein Irrtum? Bei all den Computern und wissenschaftlich fundierten Methoden passierte der gleiche Fehler, der Krankenhäuser schon immer heimgesucht hat. Ich bat darum, den Speiseplan für den nächsten Tag sehen zu dürfen. Man sagte mir, die Patienten könnten sich selbst etwas aussuchen. Ich sah mir diese Auswahl an. Für jene, die es wünschten und buchstabengetreu der cholesterinarmen Diät für Herzpatienten folgten, gab es Obst, trockenen Toast und Kaffee. Für jene, die dies etwas anreichern wollten, gab es Rührei, Speck, Bratkartoffeln – und das alles auf einer Herzstation.

Meine Großeltern hatten noch nie etwas von Cholesterin gehört. Als sie sich um die Jahrhundertwende in Omaha niederließen, lebten beide Großelternfamilien nebeneinander. Damals waren die Garagen noch getrennt vom Haus. Aber wer hatte schon ein Auto? Die Mittlemans wandelten die ihre in einen Stall um, in dem sie ein Pferd und zwei Kühe hielten. Die anderen Großeltern, die Rosenbaums, machten daraus einen Hühnerstall. Das Einkommen beider Familien war gering, aber zu essen gab es immer reichlich. Von den Kühen hatten wir frische Milch, dicke Butter, wunderbare saure und süße Sahne und Käse. Die Hühner versorgten uns täglich mit Eiern. Dazu kam mindestens dreimal die Woche Rindfleisch, Huhn, freitags Fisch und Vollkornbrot. Obst und Gemüse gab es nur während der Saison, und die ist in Nebraska kurz. Dazu aß man in beiden Familien reichlich Hühnerfett. Es gab keine zusätzlichen Vitamine oder ähnliches. Ein Großvater starb mit sechsundachtzig, der andere mit vierundachtzig. Beide Großmütter lebten bis weit in die neunziger Jahre. Keines ihrer in Amerika großgezogenen Kinder starb verfrüht; einige leben immer noch und stehen hoch in den Achtzigern oder Neunzigern. Jede Generation war einige Zentimeter größer und kräftiger. Sie hatten nie etwas von Ernährungswissenschaftlern gehört, daher haben sie auch nie erfahren, daß etwas mit ihrer Ernährung nicht stimmte.

Was glaube ich denn nun selbst in all dieser diätmäßigen Verwirrung? Ich bin überzeugt, es gibt keine perfekte Diät, die für jeden richtig ist. Die Menschen sind genetisch zu verschieden. Einige können Fett gut vertragen, andere gedeihen mit viel Milch, andere nicht, und einige können sogar Süßigkeiten vertragen (das gilt allerdings nicht für Diabetiker).

Die heutigen Statistiken zeigen uns, daß magere Menschen gesünder sind als dicke, daß eine cholesterinarme, ballaststoffreiche Diät vernünftig ist. Das ist meine Meinung, während ich dieses Buch schreibe, aber Ernährungsfragen zu verallgemeinern ist, wie allen Leuten für alle Krankheiten die gleichen Pillen zu verschreiben. Und ich habe in meiner Zeit ein paarmal gesehen, wie sich Statistiken veränderten.

Fünfter Behandlungstag

Heute läuft alles sehr glatt. Ich brauche nicht im Vorraum zu warten, und die Behandlung ist in zehn Minuten vorbei. Ich steige von dem harten Tisch, knöpfe mein Hemd zu und möchte fröhlich nach Hause gehen, als die Assistentin ernst sagt: »Warten Sie. Wissen Sie nicht, daß heute Dienstag ist?«

»Was ist denn dienstags?«

»Arzttag«, antwortet sie, als sei ich geistig behindert. »Sie müssen jeden Dienstag dem Arzt vorgestellt werden. Aber nur keine Eile, ich finde ein Zimmer, in dem sie auf ihn warten können.«

Sie verschwindet und kommt fünf Minuten später mit der Nachricht wieder: »Alle Zimmer sind besetzt. Der Arzt hat heute viel zu tun. Er wird Sie sich nächste Woche ansehen.« Da ändert sich meine Stimmung. Ich hatte mich gerade an die Routine gewöhnt, und plötzlich gibt es keine mehr. Vor fünf Minuten wurde mir gesagt, Dienstag sei der wichtigste Tag der Woche, und plötzlich meint man, so wichtig sei es auch nicht. Warten Sie eine Woche, der Arzt hat zu viel zu tun.

Ich möchte ein paar wichtige Fragen stellen, besonders, wie der Befund meiner Tomografie war. Man hatte mir gesagt, ich würde nicht behandelt, wenn man auf der Computeranalyse sehe, daß Lymphknoten befallen seien. Bislang hatte ich wegen der vielen Behandlungen angenommen, daß ich keine vergrößerten Lymphdrüsen hatte, aber ich kenne Fälle, bei denen medizinische Akten von einer Sekretärin abgelegt wurden und der Arzt sie nie zu sehen bekam. Diese Art Fehler kommt besonders häufig in großen medizinischen Zentren vor, in denen das Personal ständig wechselt. Ein paarmal, als ich Fälle von Ärzten übernahm, die die Station wechselten, sah ich mir die Akten an und erkannte, daß wichtige medizinische Befunde völlig ignoriert worden waren. Es konnte nur eine Erklärung geben: Sie waren vom Arzt nie gelesen worden. Die Standesregeln bestimmen, daß Labortests oder Röntgenaufnahmen nur vom Arzt mit dem Patienten besprochen werden dürfen. Anderem Personal ist es nicht gestattet, die Krankenhausaufzeichnungen weiterzugeben. Es ist wichtig, daß ich mit Dr. Reed spreche, um sicherzugehen, daß er mein Tomografieergebnis angesehen oder zumindest den Bericht gelesen hat. Ich muß seine Meinung über den Verlauf meiner Behandlung wissen. Das einzige Mal, daß ich ihn sah, kam er ins Behandlungszimmer und verließ es ohne auch nur ein höfliches Wort.

Gut. Ich bin hier kein angesehener Spezialist. Ich bin Patient. Aber Ärzte sollten mit Patienten reden.

Mit diesem Gedanken fasse ich all meinen Mut zusammen, gehe zur Anmeldung und teile der Sekretärin mit, wie lange es auch dauern würde, ich sei gern bereit zu warten, bis ich den Arzt sprechen könne.

»Es hat keinen Sinn zu warten«, meint sie. »Er hat heute zu viel zu tun und diese Station bereits verlassen, um in einem anderen Krankenhaus seine Runde zu machen.«

Sechster Behandlungstag

Als ich zu meiner Behandlung ins Krankenhaus fahre, höre ich im Auto Radio. Zuerst gibt es ein paar Kommentare zu Tagesnachrichten, dann kommt eine Talk-Show.

Der Gast heute ist ein viel besprochener Autor mit einer Abneigung gegen Ärzte, und der Gastgeber begrüßt ihn mit großer Begeisterung. Der Autor ist eine selbsternannte, selbstgesalbte Krebs-Autorität. Er erzählt, die Ärzte hätten ihm gesagt, er habe Krebs, und es sei aussichtslos, daher habe er sich selbst geheilt. Er studierte indianische Weisheiten und fand eine Wüstenpflanze, aus der er Tee bereitete. Diesen Tee trank er, reinigte damit sein Blut und seine Seele und vertrieb auf diese Weise den Krebs. Nun sei er bereit, dieses Geheimnis mit dem Rest der Welt zu teilen. Sein Buch, das nur fünfzehn Dollar koste, beschreibe die Therapie in allen Einzelheiten, aber man solle doch, wenn es irgendwie ginge, zu seinem Vortrag am Abend kommen. Er rede gern umsonst, damit die gesamte Menschheit von seiner Arbeit profitiere, denn er sei nicht so egoistisch wie die Ärzte. Doch er habe Unkosten, daher nehme er drei Dollar Eintritt. Wenn man dabei das Buch kaufe, mache es nur einen Dollar.

Der Gastgeber ist hingerissen.

»Warum sind die Ärzte gegen Sie?« fragt er.

Und der »Experte« antwortet: »Die Antwort liegt auf der Hand. Denken Sie doch einmal daran, was ein Arzt für eine Konsultation berechnet. Die Opposition gegen mich ist eine Verschwörung. Die Ärzte wollen ihr Einkommen schützen.«

Ich werde wütend auf den Typen, aber in meinem gegenwärtigen Zustand kann ich verstehen, worin seine Anziehung besteht. Mein eigener Arzt ist momentan für mich ein Bösewicht. Er verspricht nichts. Hier sagt jemand, er habe eine billige, schmerzlose Kur. Sicher ist er ein Scharlatan, aber kein Wunder, daß die Leute an ihn glauben.

Siebter Behandlungstag

Abgesehen von meiner Stimme geht es mir gut. Zum erstenmal seit Beginn meiner Krankheit haben wir Freunde zum Abendessen eingeladen. Einige von ihnen begrüßen mich mit traurigem Gesichtsausdruck. Ich begreife. Wie begrüßt man einen Freund, der Krebs hat?

Als sie wieder gehen, verhalten sich besonders die Frauen sehr tröstend. Jetzt küssen sie mich auf den Mund. Sie halten mich ein wenig länger und streicheln mir den Rücken.

Ich finde das toll, aber es ist zehn Jahre zu spät. Warum haben diese Frauen so lange gewartet, um mir einen schönen Kuß zu geben? Sie sind nur schwer zu begreifen. Und dann muß ich lachen, weil ich mich an eine Patientin erinnere. Dick Lang hatte mich gebeten, sie im Krankenhaus aufzusuchen. Ich klopfte an ihre Zimmertür, weil ich sie nicht stören wollte. Selbst im Krankenhaus stürme ich nie unangemeldet in ein Zimmer. Ich wartete, und als eine leise Stimme mich hereinbat, trat ich ein. Der Raum war nur schwach beleuchtet, und da saß die Patientin auf dem Bett – splitternackt und lächelnd. Ich wußte aus ihrer Akte, daß sie fünfundvierzig war, aber sie hatte die Figur einer Sechzehnjährigen. Langes schwarzes Haar hing ihr über die Schultern, und dichte Wimpern betonten ihre dunklen Augen.

Ehe ich meine Fassung wiederfinden konnte, fragte sie rasch: »Wer sind Sie?«

»Ich bin Dr. Rosenbaum. Dr. Lang hatte mich gebeten, Sie zu untersuchen.«

»Oh, Verzeihung«, meinte sie. Mit diesen Worten sprang sie vom Bett, ging zum Schrank, zog sich einen Bademantel über und setzte sich wieder auf ihr Bett. Gelassen sagte sie: »Ich bin nun bereit, Doktor.«

Für wen nur, fragte ich mich? Ich habe es nie herausgefunden. Das ist eines der nie gelösten Geheimnisse meiner langen Ärztekarriere.

Achter Behandlungstag

– Freitags kam der Rabbi –

Dee bringt es mir schonend bei: »Rabbi Kohn war heute morgen hier.«

»Was wollte er?«

»Er kommt dich besuchen.«

Ich bin ärgerlich. »Warum? Ich bin kein regelmäßiger Synagogenbesucher. Er hat mich noch nie besucht. Ich brauche keine Trauerreden, und Mitleid schon gar nicht.«

»Ich konnte nicht nein sagen«, erklärt Dee.

»Das hätte mir keine Schwierigkeiten bereitet«, gebe ich zurück. »Wenn man dem Tod ins Auge blickt, geschieht mindestens eins: Man sagt den Leuten, was man denkt. Alte Leute werden exzentrisch. Sie haben einfach alle Hemmungen verloren. Wann kommt er?«

»Heute.«

Später an diesem Tag sehe ich durchs Fenster, wie er aufs Haus zukommt. Ich muß ihn bewundern. Er macht etwas, was ich nie konnte: einen Krebspatienten zu Hause besuchen. Ich bringe es gerade eben fertig, einen tödlich Erkrankten im Krankenhaus zu besuchen. Aber was kann ein Arzt seinem Patienten schon sagen, wenn alle Therapien versagen? Ich versuche immer, Krebspatienten zu überweisen. Sollen die Krankenhausärzte unser Scheitern erklären. Mir tun die Patienten zu leid, als daß ich eine Hilfe hätte sein können – das habe ich zumindest immer gedacht.

Ich gehe dem Rabbi bis zur Tür entgegen, führe ihn in die Bibliothek und fordere ihn heraus, sobald er sich gesetzt hat. »Sind sie gekommen, um mit mir zu beten?«

»Nein, das weiß ich inzwischen besser. Als ich zuerst Rabbi wurde, bin ich immer mit dem kleinen schwarzen Gebetbuch in der Hand durch die Krankenhäuser gegangen, bis ich merkte, daß es für die Patienten so aussah, als wolle ich ihnen den letzten Segen erteilen.«

»Sie meinen, Juden glauben nicht an Gebete?«

»Ganz im Gegenteil«, versicherte er mir, »aber sie sind daran gewöhnt, individuell zu Gott zu beten. Sie brauchen keinen Mittler, wie etwa einen jungen, hochnäsigen Rabbi.«

»Haben die Patienten Sie ohne Gebetbuch herzlicher empfangen?«

»Eigentlich nicht. Einmal, als ich im Krankenhaus meine Runde machte, ging ich in ein Zimmer, und ehe ich dem Patienten Einhalt gebieten konnte, zählte er mir seine sämtlichen Symptome auf. Als er fertig war, fragte er: ›Doktor, was können Sie für mich tun?‹

›Wir können beten‹, antwortete ich.

›Beten, Mann! Ich bin krank, tun Sie was!‹«

»Hört sich praktisch an«, meine ich.

»Auch die Religion kann praktisch sein«, antwortet er. »Ich gebe Ihnen ein Beispiel. Ein Freund von mir, ein Mormone, hatte eine junge, verwitwete Tochter. Bei dieser Religion werden Ehen im Himmel und auf Ewigkeit geschlossen. Daher kann eine Witwe nur einen Witwer heiraten. Denn wenn sie sonst mit ihren ehemaligen Partnern im Himmel vereinigt werden, bleibt einer übrig. Was geschieht also? Sie verliebt sich heftig in einen Junggesellen. Er erwidert ihre Liebe, aber eine Heirat ist unmöglich. Sie bringen ihr Problem vor die Ältesten ihrer Gemeinde. Wissen Sie, wie man das löste?«

»Nein«, antworte ich.

»Sie heirateten. Die Ältesten schlugen vor, die Lösung Gott zu überlassen, dann, wenn sie in den Himmel kämen.«

»Das gefällt mir«, sage ich. »Klingt genauso, wie meine Großmutter das Problem gelöst hätte. Als ich klein war, nahm ich immer mein Spielzeug auseinander. Sie warnte mich. ›Wenn du es auseinandernimmst, kannst du es nie wieder zusammensetzen, und dann geht es nicht mehr.‹ So war auch ihre Theologie. Sie bestand darauf: ›Du mußt Glauben haben. Wenn du zu viele Fragen stellst, zu sehr im Tiefen suchst, findest du vielleicht am Ende nichts.‹«

»Haben Sie jemals erlebt, daß ein Patient entgegen Ihrer Erwartung von Krebs geheilt wurde?« fragt der Rabbi.

»Glauben Juden an Wunder?« erwidere ich.

»Nun, Moses teilte das Rote Meer und schlug Wasser aus einem Stein.«

»Sie sind ein Meister der Ausflüchte«, sage ich. »Aber es gibt Fälle, die ich nie vergessen werde, wie den von Angelo Costello. Nach all den Jahren weiß ich immer noch seinen Namen. Ich war Assistenzarzt im Krankenhaus, und als ich seine Unterlagen durchsah, erfuhr ich, daß man fünf Jahre zuvor Angelo gesagt hatte, seine Frau würde an Krebs sterben. Ich hasse es, alte Erinnerungen aufzustöbern, doch ich mußte diese Frage stellen: ›Was wurde aus Ihrer Frau?‹

Er lachte. ›Es geht ihr wunderbar. Sie lebt. Die Ärzte haben mir vielleicht einen Schrecken eingejagt. Als ich sie nach Hause brachte, damit sie dort starb, mußte ich ihr sagen, was die Ärzte gemeint hatten, und sie erwiderte nur: ›Das ist ein Irrtum. Gott hat mir gesagt, es ist ein Irrtum.‹ Statt schlechter ging es ihr besser, und sie ist immer noch gesund.‹«

»Wie erklären Sie sich das?« fragt der Rabbi.

»Ganz einfach. Falsche Diagnose. Jeder Arzt weiß von ähnlichen Fällen. Wenn ein Patient überlebt und die Akten durchgesehen werden, findet sich fast immer ein Fehler. Entweder wurde eine Röntgenaufnahme fehlgedeutet oder ein Gewebeschnitt. Damit können die meisten sogenannten Wunderheilungen erklärt werden. Es gibt Fälle, bei denen auch nach einer Autopsie keine Todesursache gefunden werden kann. Ich kenne gute Pathologen, die sich darüber streiten können, ob eine Biopsie bösartig oder gutartig ist. Können Sie sich vorstellen, was für eine Hölle das für den Patienten darstellt? Wenn man nicht behandelt wird, stirbt man vielleicht an Krebs, wenn man behandelt wird, stirbt man vielleicht an der sinnlosen Therapie.«

»Haben Sie jemals schwere Fälle erlebt, die richtig erkannt wurden, und die Patienten haben sich ohne Behandlung wieder erholt?« bohrt der Rabbi weiter.

»Ja«, antworte ich. »Ich hatte einen Fall, wo ich sicher war, daß die Patientin Krebs hatte, doch sie erholte sich ohne jegliche Behandlung. Ich kann Ihnen auch erzählen, warum.«

Der Rabbi erhebt sich.

»Nur keine Eile«, sage ich.

»Es ist Freitag«, erklärt er. »Ich muß vor Sonnenuntergang zu Hause sein, um den Sabbat vorzubereiten.«

»Das habe ich mir gedacht. Sie kneifen. Sie sind auch nicht besser als ich. Sie haben die Besuchszeit so gelegt, daß Sie sich nach ein paar Minuten mit dem Kranken wieder verabschieden können.«

Da müssen wir beide grinsen. Es war deutlich, daß es mir nach der Medizin des Rabbis besserging.

Samstag

Ruhetag. Keine Behandlung. Joyce, eine alte Freundin, die ich jahrelang nicht gesehen habe, ruft mich an. Sie hat die schlimme Nachricht gehört und will mit ihrem Mann zu Besuch kommen. Ich freue mich und lade sie herzlichst ein, aber die beiden tauchen nie auf.

Daran habe ich vorher nie gedacht, aber eine schwere Krankheit oder starke Schmerzen, unter denen meine Patienten oft leiden, isolieren sehr. Man kann sich nur schwer auf die Schwierigkeiten anderer Menschen einstellen: Ich kann mich kaum über die Probleme meines Nachbarn aufregen, der gerade seine Terrasse umbaut. Und einige meiner Freunde haben Probleme, mit mir umzugehen. Mein Krebs wird zu einem Testfall: Wer wird mir noch gegenübertreten können und wer nicht? Ich verstehe Joyce. Es ist schwer, einen sterbenden Krebspatienten zu besuchen. Ich verstehe sie, aber verletzt bin ich trotzdem.

Neunter Behandlungstag

Die Strahlenbehandlung am Morgen verlief ereignislos. An diesem Abend ruft Dr. Cade an, der die erste Biopsie vornahm und die falsche Diagnose stellte.

Ich will nicht mit ihm reden. Ich entschuldige mich, indem ich vorgebe, mein Hals schmerze zu sehr, um zu sprechen, und reiche den Hörer an meine Frau weiter. Sie weint, als sie sich seine Erklärungen anhört: Er habe sich nach der Biopsie in Sicherheit gewiegt; es täte ihm leid, was er tun könne?

Was kann er schon tun? Die Würfel sind gefallen; die Verzögerung erweist sich vielleicht als fatal. Das werde ich erst viel später sicher wissen.

Ich frage mich, ob er anruft, weil es ihm wirklich leid tut, oder ob er eine Klage wegen Fehlbehandlung abbiegen will. Man hat mir bereits geraten, Klage zu erheben. Als Arzt verstehe ich seine Gefühle: Auch ich habe falsche Diagnosen gestellt. Nach jedem Irrtum folgt eine Phase der Depression, der Reue und Angst. Aber das ist nichts, verglichen mit dem Leid des Patienten und seiner Familie.

Es gibt keinen unfehlbaren Arzt. Wir alle haben Fehler gemacht. Ich kannte einen Arzt, der behauptete, sich noch nie geirrt zu haben. Er war gefährlich, denn indem er sich weigerte, seine Irrtümer zuzugeben, konnte er nie aus seiner Erfahrung lernen. Er vergaß Mrs. Dunkler einfach, eine Frau in den Fünfzigern, die zu ihm in die Sprechstunde kam. Wenn es jemals eine Hypochonderin gegeben hat, dann sie: Sie klagte ständig. Jede Woche hatte sie neue Symptome, die sie untersucht haben wollte. Als sie über Verdauungsbeschwerden zu klagen begann, waren ihre Symptome so hartnäckig, daß der unfehlbare Arzt sie an Kollegen überwies. Sie starb ein Jahr, nachdem ihr Magen dreimal ergebnislos geröntgt worden war. Bei der Autopsie stellte sich Magenkrebs heraus. Heute, mit modernen, flexiblen Gastroskopen, hätte der Arzt die richtige Diagnose gestellt.

Dr. Cades Sünde bestand nicht darin, eine falsche Diagnose zu stellen. Sein Fehler war, daß er nicht Schritt gehalten und modernste, fortschrittlichste Geräte benutzt hatte.

Als Kollege kann ich keine Klage wegen Fehlbehandlung gegen ihn anstrengen. Ich begreife, wie sich Ärzte angesichts solcher Klagen fühlen. Sie stellen eine Beleidigung für sie dar, denn sie haben ihr Leben etwas Gutem gewidmet, der Heilung von Kranken, und das Wort Fehlbehandlung bedeutet, etwas Schlimmes zu tun. Ein derartiger Prozeß hinterläßt lebenslange Narben, aber es muß eine Möglichkeit geben, wie man Ärzte zur Rechenschaft ziehen kann. Viele Patienten erleiden mehr als nur eine Narbe von einer unzureichenden Diagnose oder falschen Behandlung. Ich werde Dr. Cade nicht verklagen, doch andere würden das tun, und zwar mit Recht.

Wir sind lange Kollegen gewesen und waren befreundet, aber ich fürchte, unsere Freundschaft ist zu Ende.

Zehnter Behandlungstag

Heute ist Dienstag, Arzttag. Heute werde ich zum erstenmal seit Beginn der Therapie den Arzt sprechen. Ich habe Angst, bin jedoch erleichtert, daß die Untersuchung kurz und sachlich verläuft.

»Wie fühlen Sie sich?« fragt er.
»In Ordnung.«
»Keine wunde Kehle?«
»Nein.«
»Kein Husten?«
»Nein.«
»Keine Schwierigkeiten beim Schlucken?«
»Nein.«
»Empfindliche Haut?«
»Nein.«

Ich habe Angst, auf eine der Fragen mit »Ja« zu antworten, weil er dann vielleicht die Behandlung abbricht. »Was geschieht weiter?« frage ich.

Kurzab antwortet er: »Sie werden sich schlechter fühlen.«

So behandele ich keinen Patienten. Ich versuche immer, sie zu beruhigen. Ich halte das für einen wichtigen Faktor bei der Heilung. Aber diese Krebstherapeuten sind ein anderes Kaliber. Sie sind absolut ehrlich.

Hinterher erst fällt mir auf, daß ich gar nicht gefragt habe: »Was hat die Tomografie ergeben? Waren meine

Lymphknoten in Ordnung?« Ich will es wohl immer noch nicht wissen. Ich habe mich immer über Patienten geärgert, die die Visite mit lockerem Geplauder ausfüllten und im Gehen sagten: »Oh, beinahe hätte ich es vergessen, aber ich habe einen Knoten in der Brust.« Jetzt verhalte ich mich ganz genauso. In meiner Praxis gewann ich darin an Erfahrung. Ich lernte, ein Gespräch immer mit der Frage zu beenden: »Möchten Sie noch irgend etwas besprechen?« Immer mehr Ärzte lernen diese Technik. Meiner offensichtlich nicht.

Elfter Behandlungstag

Inzwischen frage ich mich, ob es nicht besser gewesen wäre, vor der Strahlentherapie noch andere Experten um ihre Meinung zu bitten. Es scheint nichts zu passieren, und ich werde immer mutloser. Meine Stimme ist immer noch heiser, und ich scheine keine Nebenwirkungen von den Strahlen zu spüren. Mein Hals ist nicht wund, und ich habe keine Schluckschwierigkeiten. Daher frage ich mich, ob es überhaupt etwas bewirkt.

Alle drei Monate wechseln die Röntgenassistenten. Sie rotieren, um Routine zu vermeiden und um zu lernen, wie man neue Geräte bedient. Ich halte das für Unsinn. Es ist sehr wichtig, das Ziel genau zu treffen. Ich habe etwas dagegen, daß man an mir übt.

Aber wie sich herausstellt, bin ich hocherfreut über den Wechsel. Debbie, die Neue, ist eine wahre Freude. Mein Hals muß für die Behandlung freigelegt werden. Sie wartet nicht darauf, daß ich mir das Hemd aufknöpfe, sondern tut es für mich und klappt den Kragen ordentlich nach innen.

Wenn die Behandlung vorbei ist, gehen die Lichter an, und der Tisch wird abgesenkt. Dann reicht sie mir beide

Hände, um mir herabzuhelfen. Sie blickt mir direkt in die Augen. Sie richtet meinen Kragen hoch und knöpft mir das Hemd zu. Das finde ich gut. Fast zum erstenmal habe ich das Gefühl, jemand kümmert sich um mich, und daß es ihr nicht egal ist, was mit mir geschieht.

Ich frage mich, ob meine Frau etwas dagegen haben würde. Als mein Vater schon über neunzig war, wurde er für meine Mutter eine zu große Last, und wir Kinder bestanden darauf, daß sie eine Haushaltshilfe anstellte. In der ersten Woche war meine Mutter darüber begeistert. In der zweiten Woche kündigte sie der Frau mit der Erklärung: »Dieses Mädchen sitzt bloß neben ihm. Sie halten Händchen, sie küßt ihn, er küßt sie. Ich glaube, sie gefällt ihm besser als ich. Dafür zahle ich ihr keine acht Dollar die Stunde.«

Zwölfter Behandlungstag

Als ich im Wartezimmer eintreffe, sitzt dort ein kleiner Junge von etwa vier Jahren. Sein Kopf ist kahlrasiert, und die Bestrahlungsstelle ist auf seine nackte Kopfhaut tätowiert. Er lacht und spielt mit einem kleinen Auto. Ein Mann von etwa fünfzig, seine Krankenakte auf dem Schoß, liest ein Buch. Ich vermute, er hat Leukämie. Eine Frau trägt ein Kopftuch. Das bedeutet, sie hat ihr Haar verloren, vermutlich von einer Kombination aus Strahlen- und Chemotherapie. Wir warten geduldig und schweigend darauf, bis wir an der Reihe sind. Dann tritt eine alte Dame ein. Ich erkenne an ihrer pfirsichfarbenen Schürze und dem angesteckten Namensschildchen, daß sie eine freiwillige Helferin ist, die uns aufheitern soll. Als sie uns Zeitschriften reicht und Süßigkeiten anbietet, lehnen wir alle ab, auch der kleine Junge. Wir bleiben stumm, während sie vor sich hin plaudert und uns tröstende Worte anbietet. Es ist, als hätten wir uns in gemeinsamem

Stolz verschworen. Wir wissen, wie schwerwiegend unsere Probleme sind und wie unsere Chancen stehen. Wir lehnen die »leichte Tour« der alten Dame ab. Die Ärmste. Sie hat keinen Krebs, aber sie ist alt und vermutlich deprimiert und einsam. Vielleicht besteht ihre einzige Freude darin, diese Freiwilligenarbeit an denjenigen zu leisten, die es ihrer Meinung nach schlechter haben – an uns Krebspatienten.

Wir bekommen alle Therapie, daher müssen wir hoffen. Aber wir wissen nun, daß wir nicht unsterblich sind. Bis vor kurzem schob ich meine Krankheiten auf Erkältungen, Grippe oder Ernährungssünden; alles war begrenzt und heilbar. Jetzt erkenne ich, daß ich sterblich bin, und schiebe jedes Symptom, das mir auffällt, auf den Krebs. Wenn ich huste, glaube ich, Lungenkrebs zu haben. Wenn ich Schmerzen habe, vermute ich, der Krebs habe sich in die Knochen ausgebreitet. Ich erwähne diese Symptome niemandem gegenüber, aus Angst, daß mein Arzt mich deshalb für albern hält, oder weil sich der Krebs tatsächlich auf meine Knochen ausgebreitet haben könnte.

In den letzten beiden Tagen war mir übel. Ich neige dazu, das auf die Strahlenbehandlung zurückzuführen, aber als ich es erwähne, versichern mir die Ärzte, ich erhielte keine genügend hohe Dosis, um solche Symptome zu bekommen. Wenn das stimmt, hat der Krebs sicher meine Leber befallen.

Wenn die Symptome nicht verschwinden, muß ich mich dem stellen und eine Magen-Darm-Untersuchung vornehmen lassen. Ich hasse schon den Gedanken daran: Es ist sehr unangenehm. Die Röntgenaufnahme vom Magen ist nicht so schlimm; man muß bloß Barium schlucken, das wie Kreide schmeckt. Doch ich fürchte die Abführmittel und Einläufe für die Darmuntersuchung.

Ich stehe vor einem Dilemma. Wenn ich mich beklage, wird man mich untersuchen. Wenn ich nicht klage, tut man das nicht, aber dann kann auch nichts diagnostiziert werden. Leider weiß ich, im Gegensatz zu normalen Patienten, daß diese Tests nicht immer ohne Nebenwirkungen sind. Ärzte ordnen sie gern an; dadurch wirkt die Medizin wissenschaftlicher. In den letzten Jahren neigen Mediziner aus Angst vor einer Klage wegen Fehlbehandlung dazu, zu viele Tests vorzunehmen: Man nennt das defensive Medizin. Diese Praxis ist verständlich. Wenn eine falsche Diagnose gestellt wird und es einen Test gibt, mit dem man die Krankheit hätte feststellen können, hat man vor Gericht keine Möglichkeit, sich zu verteidigen. Dr. Cade wäre ein solcher Fall, weil er bei mir nicht mit dem Nasopharyngoskop arbeitete.

Viele Untersuchungen sind harmlos, doch bei einigen wird ein Mittel eingespritzt, auf das man in seltenen Fällen eine fatale allergische Reaktion zeigen kann. Solche Prozeduren, wie Leberpunktion oder Herzkatheter, heißen invasiv, denn ein Instrument wird dabei in den Körper eingeführt. Wie alle chirurgischen Eingriffe bergen diese Tests ein echtes, wenngleich kleines Risiko.

Doch selbst Tests, die an sich harmlos sind, können Probleme bereiten, weil sie eine Diagnose verschleiern. Zehn Prozent aller Labortests sind falsch. Ich habe einmal eine Blutprobe in drei Portionen geteilt und diese einzelnen Proben an verschiedene Labors geschickt. Ich bekam drei verschiedene Ergebnisse zurück! In Händen unerfahrener oder achtloser Ärzte können falsche Resultate zu unnötiger Behandlung und überflüssigen Prozeduren führen.

In meiner Assistenzzeit war Lungenentzündung eine der Haupttodesursachen. Sie befiel Säuglinge im ersten Lebensjahr wie Erwachsene in der Blüte ihres Lebens. Einer von vier Patienten starb. Da es keine Behandlungsmöglichkeiten gab, stritten sich die Ärzte über unwichtige Details: wie viele Aspirintabletten man pro Tag verabreichen müsse, oder ob das Fenster im Krankenzimmer geöffnet oder geschlossen sein sollte.

An dem Krankenhaus, in dem ich lernte, erschien der Oberarzt jeden Morgen in einem dunklen Anzug mit weißem Hemd und Silberkrawatte. Ihm folgten die Assistenzärzte in Weiß und die Medizinstudenten in weißen Jacketts, aber mit normalen Hosen. Wenn diese Riesengruppe eine Station betrat, standen die Schwestern stramm.

Dieser Mann konnte trotz seines Rufes nichts tun, um Lungenentzündung zu heilen. Aber er konnte Labortests anordnen. Damals war man in der Lage, dreiunddreißig verschiedene Pneumokokkusbazillen zu identifizieren, die die Krankheit hervorriefen. Wenn ein Lungenentzündungsfall ins Krankenhaus eingeliefert wurde, gleich, zu welcher Tages- oder Nachtzeit, wurde der Assistenzarzt geweckt, um den Speichel zu untersuchen und den Bazillentyp festzustellen. Am nächsten Morgen, bei der Visite, schritt ich im Gefolge des großen Herrn, der sich dann an den Oberassistenten wandte und fragte: »Was hat der Sputumtest ergeben?«

Der Oberarzt wandte sich dann an mich, den Assistenten, und fragte: »Was hat der Sputumtest ergeben?«

Ich antwortete dann schlaftrunken: »Typ IV Pneumokokkus.« Diese Information wurde dann von mir über die verschiedenen Assistenten bis zum Oberarzt weitergegeben, der dann wissend nickte.

Eines Morgens konnte ich nicht mehr an mich halten. Ich platzte heraus: »Da wir jetzt den Pneumokokkus-Typen kennen, was tun Sie nun gegen ihn?«

Alle hielten inne und blickten mich erstaunt an. Man warf mich wegen dieser Unverschämtheit fast aus dem Krankenhaus.

Wenn ich mich weiter über meine Übelkeit beklage, wird ein Gastrologe gebeten, mich zu untersuchen. Ehe er erscheint, wird ein Student wieder einmal meine Krankengeschichte aufnehmen. Dann wird er mich vollständig untersuchen, auch rektal, und mich nach Leistenbrüchen abtasten – denn er muß ja lernen. Nach ihm kommt der Assistent. Das ist mit Sicherheit eine junge Frau. Sie wird die gleichen Fragen stellen, vielleicht auch ein paar persönlichere, und eine noch gründlichere Untersuchung vornehmen als der

Student. Auch sie sucht nach Leistenbrüchen. Alles ist zwar erst vor zwei Wochen gemacht worden, aber sie wird Bluttests veranlassen, Urinanalysen, ein EKG, eine Röntgenaufnahme des Brustkorbs und dazu Aufnahmen von meinem Magen und Darm. Die Schwester wird mir einen Behälter für Urin und drei kleine Döschen geben, in denen ich drei Tage hintereinander Stuhl sammeln soll. Endlich, so stelle ich mir vor, taucht der vielbeschäftigte Gastrologe auf. Wenn er gründlich ist, wird er die gesamte Krankengeschichte noch einmal abhören und mich untersuchen. Wenn er zu viel zu tun hat, akzeptiert er den Bericht der Assistentin. Die Aufnahmen von Magen und Darm erweisen sich als normal, aber in einer Stuhlprobe befinden sich Blutspuren. Egal, daß der Test so empfindlich ist, daß »Blutspuren« auch dann festgestellt werden, wenn ich gerade vorher Rindfleisch gegessen habe. Wie Bluthunde stürzen sich die Ärzte jetzt auf diese Spur. Sie geben nicht auf. Ich soll mich gastroskopischen und proktoskopischen Untersuchungen unterziehen. Ich lehne die proktoskopische Untersuchung ab, doch sie werden darauf bestehen, es sei sinnvoll. »Jeder über Fünfundsechzig sollte das machen lassen, um Darmkrebs so früh wie möglich zu entdecken«, sagen sie. Ich frage mich, wie viele von ihnen oder von anderen Ärzten das freiwillig gemacht haben. Nicht viele, da bin ich sicher.

Wenn die Tests alle normal ausfallen, wird Kriegsrat gehalten. Zuerst fragen sie den Studenten um seine Meinung, und der wird antworten: »Er ist alt, aber noch nicht senil. Er könnte Leberzirrhose haben. Er sagt zwar, er trinke nicht, aber das geben Trinker ja nie zu.«

Die Assistentin sagt: »Sein Eheleben scheint in Ordnung, daher weiß ich, daß er nicht aus anderen Gründen hier ist. Sein Blutdruck war hoch, als ich ihn untersuchte. Ich hatte einmal einen Patienten, der über Übelkeit klagte, und es stellte sich heraus, daß es das Herz war, Angina pectoris. Aber er ist siebzig, daher sollten wir nicht zu aggressiv vorgehen.«

Der Gastrologe wird sagen: »Sie haben bei ihm bereits einen Fehler gemacht. Wenn er sich beklagt, ist das vermutlich echt. Wir können uns keine Fehldiagnose leisten, denn er ist Arzt. Schlagen wir ihm ein Arteriogramm vom Herzen oder eine Leberaufnahme und Leberpunktion vor.«

Wenn sie das mit mir besprechen, sage ich nein. Ich kenne die Risiken. Röntgenaufnahmen der Koronararterien sind in der Regel sicher, aber einer von tausend Patienten erleidet einen Schlaganfall oder stirbt dabei. Eine Leberpunktion kann eine lebensbedrohliche Blutung auslösen. Außerdem, wenn sie dabei etwas finden, ist es unwahrscheinlich, daß sie etwas dagegen tun können. Ich bin dann wie ein Lungenentzündungsfall in den dreißiger Jahren: Man weiß zwar Bescheid, aber tun kann man nichts.

Wenn ich mich weigere, werden sie meiner Frau sagen, ich sei widerspenstig, damit ich sie nicht wegen Fehldiagnose verklage. Ich habe das alles schon mitgemacht, und es ist nichts für mich. Daher beklage ich mich nicht.

Wenn ich einen Patienten hätte, der sich so verhält, wie ich jetzt, würde ich ihn vermutlich bitten, sich einen anderen Arzt zu suchen. Oder besser – ich hätte ihn schon *früher* darum gebeten ...

Dreizehnter Behandlungstag

Die Schwester entschuldigt sich, weil sie Kaugummi kaut.

»Das macht keinen guten Eindruck«, rate ich ihr.

»Ich kann nicht anders«, erklärt sie. »Es ist gar kein richtiger Kaugummi. Ich versuche, das Rauchen aufzugeben. Es ist Nikotinkaugummi.«

»Sie? Sie rauchen?« frage ich überrascht. »Wer könnte denn besser als Sie die Folgen sehen, wenn man raucht?«

»Ich weiß«, meint sie, »aber ich schaffe es einfach nicht.«

Als der erste Arzt, der erfolgreich eine von Krebs befallene Lunge entfernte, die Befunde vor einem Ärztekongreß schilderte, klatschte man ihm lauten Beifall. Dann fügte er hinzu: »Es sammeln sich mehr und mehr Beweise dafür an, daß Rauchen die Ursache für Lungenkrebs ist.« Mit diesen Worten steckte er sich eine große, schwarze Zigarre in den Mund und zündete sie an, als er das Podium verließ. Er starb später an Lungenkrebs.

Wie weit sollte ein Arzt gehen, wenn er dafür sorgen will, daß sein Patient seine Anweisungen befolgt? Man schätzt, daß ein Drittel aller Patienten sich nicht an die Vorschriften des Arztes hält. Ein Kollege, Jay Blatt, duldete solchen Ungehorsam nicht. Wenn er einen seiner Patienten beim Rauchen erwischte, zog er ihm die Zigarette aus dem Mund und drückte sie aus. Wenn er in einem Restaurant sah, wie ein Patient für ihn verbotene Dinge verspeiste, schalt er die arme Seele vor aller Öffentlichkeit aus und verlangte, daß die Kellner ihm den Teller fortnahmen.

Manche Leute wollen, wenn sie krank werden, daß der Arzt die Kontrolle über sie übernimmt. Auch wenn sie im sonstigen Leben kompetent und selbständig sind, wollen sie die Verantwortung für ihre Krankheit jemand anderem übertragen. Eine meiner Patientinnen war so. Sie beschuldigte mich, ein Chauvinist zu sein, und als ich sie fragte, warum sie nicht den Arzt wechsele, sagte sie: »Mir gefällt es, von einem starken Mann kommandiert zu werden.«

Ich folge meinen Patienten nicht in Restaurants, um zu überprüfen, was sie essen, aber ich glaube, ich behandele sie, als sei ich der Boss. Das gilt für Männer *und* Frauen. Diese Patientin hatte unrecht, als sie mich einen Chauvinisten nannte. Ich glaube, ich war einer der ersten emanzipierten Männer.

Samstag

An diesem Wochenende passen wir auf unsere ältesten Enkelkinder auf, den zehnjährigen Steve und die siebenjährige Laura. Oft spielen wir mit ihnen Karten, einfache Spiele, wie Mau-Mau, Rommee oder auch schon mal Poker. Doch heute erleben wir eine Überraschung. Ihre Eltern haben ihnen, um uns eine Freude zu machen, Bridge beigebracht. Als sie uns ihre neue Kunst vorführen, finden Dee und ich, daß sie die klügsten, besten Kinder der Welt sind.

Wenn wir mit dem Kartenspielen fertig sind, erzähle ich den Kindern oft Geschichten. Mein Großvater hatte mir oft von der Zarenzeit erzählt, von den Kosaken und den Pogromen. Mein Vater erzählte seinen Kindern von der Ozeanüberquerung im Zwischendeck, tief unten im Schiff, und daß sie sich dabei ausschließlich von grobem Schwarzbrot ernährt hätten. Ich erzähle meinen Enkelkindern heute von meiner Kindheit in Omaha, von Schnee und Frost, und wie wir in solchem Wetter viermal am Tag eine Meile Schulweg hatten, denn zum Mittagessen kamen wir immer nach Hause. Sie begreifen meine Geschichten nicht. In Portland haben sie noch nie Frost oder Schnee erlebt, und sie können sich einfach nicht vorstellen, wie eine Familie kein Auto haben kann. Heute habe ich keine Stimme, um Geschichten zu erzählen, und so beschließen wir, zum Abendessen auszugehen. Wir einigen uns auf ein chinesisches Restaurant.

In Portland gibt es sehr viele Chinarestaurants. Jedes Viertel hat eins, manchmal sogar zwei an gegenüberliegenden Straßenecken. Früher hatte man keine Probleme, sich zu entscheiden. Es gab nur eine Art chinesisches Essen, und zwar kantonesisch. Ich konnte für zehn Dollar meine sechsköpfige Familie mit Frühlingsrolle, Wan-Tan-Suppe, gebratenem Reis, Chow Mein, gebratenen Krabben und Glücksplätzchen vollstopfen. Aufgrund meiner guten Beziehungen zur chinesischen Gemeinde weigerten sich die Besitzer sogar oft, mir eine Rechnung auszustellen. Ich bestand aber immer darauf, zu bezahlen, und dann schickte man unsere Söhne beladen mit Glücksplätzchen und anderen Süßigkeiten nach Hause.

Heute bieten die Chinarestaurants unter dem Einfluß von Einwanderern aus Taiwan, Hongkong und Shanghai auch die regionalen Küchen an: kantonesisch, Mandarin, Sezuan, Taiwan, Hunan. Wie so oft wollten Dee und ich ein kantonesisches Essen. Steve wollte Mandarin und Laura nur Krabbenwaffeln. Wir schlossen also einen Kompromiß und wollten japanisch essen, und beide Kinder bestanden am Ende auf einer Sushi-Bar.

»Was für einen feinen Gaumen sie haben«, wunderte ich mich. »Ich hätte in dem Alter nie rohen Fisch gegessen.«

»Und was war mit dem Hering, als du klein warst?« fragte Dee.

»Na ... als ich klein war, aß jedermann Hering, Pellkartoffeln und Schwarzbrot.« Dann lachte ich, weil ich merkte, daß der Hering ja auch roh und eingelegt verzehrt wurde. »Weißt du«, fahre ich fort, »wir sehen uns nie, wie wir wirklich sind. Meine Ärzte ärgern mich. Sie lassen mich warten, und wenn ich eine Stunde auf sie gewartet habe, verbringen sie gerade eben fünf Minuten mit mir. Ich ärgere mich, beklage mich aber nicht. Und weißt du, warum? Weil ich fünfzig Jahre mit meinen Patienten das gleiche gemacht habe.«

Vierzehnter Behandlungstag

Heute macht mir etwas Neues Sorgen: Die Haut an meinem Hals rötet sich. Strahlentherapie kann schwerwiegende Verbrennungen verursachen. Ich frage die Röntgenassistentin, ob manche Patienten so starke Hautreizungen bekommen, daß die Behandlung abgebrochen werden muß. Sie lächelt und antwortet: »Ja«, will aber meine Haut nicht ansehen, und ich fordere sie auch nicht dazu auf.

Ich habe Angst, ihr von der Verfärbung zu berichten. Ich will nicht, daß meine Behandlung abgebrochen wird. Ich sollte um einen Termin mit Dr. Reed bitten und ihm die Entscheidung überlassen, ob weiterbehandelt werden soll oder nicht. Aber ich kann mich nicht dazu durchringen. An jedem Tag in meinem Leben als Arzt mußte ich Entscheidungen treffen, die für einen anderen Leben oder Tod bedeuteten. Ich habe immer mein Bestes gegeben, aber ich bin nur ein Mensch. Zuweilen gab es bestimmt alternative Wege, über die ich nichts wußte. In seltenen Fällen bin ich abgewichen und habe den falschen Weg eingeschlagen, und dann mußten der Patient wie auch ich mit dieser Entscheidung leben. Zuerst machte ich mir bei jeder Entscheidung solche Gedanken, daß ich ernsthaft erwog, den Beruf zu wechseln, aber im Laufe der Zeit wurde der Prozeß automatischer und beruhte auf statistischen Chancen. Ich paßte mich an. »Das ist eben das Leben eines Arztes«, sagte ich mir.

Aber nun bin ich selbst Patient. Ich will keine Fehler, und ich will auch nicht von statistischen Zufällen abhängen. Ich weiß, daß Ärzte auch nur Menschen sind, und obwohl Dr. Reed mit solchen Problemen mehr Erfahrung hat als ich, kann ich die Kontrolle nicht abgeben und ihm die Entscheidung überlassen.

Daher mache ich etwas Dummes: Ich sage nichts und lasse die Behandlung weiterlaufen. Da die Rötung nur sehr leicht ist und nicht auffällt, wenn man nicht genau hinschaut, weiß niemand außer mir davon. Das ist dumm. Ich könnte mir eine ernste Hautverbrennung zuziehen, und das würde mir den Rest meines Lebens zu schaffen machen.

Fünfzehnter Behandlungstag

Heute ist wieder Dienstag, Arzttag. Das einzige, was mir noch Sicherheit verleiht, ist die Routine. Jeden Tag genau das gleiche zu tun hypnotisiert mich. Ich konzentriere mich auf die Routine statt auf mein Problem.

Heute jedoch gibt es eine Abweichung. Am ersten Tag hatte man mir eine Plastikkarte gegeben, nicht unähnlich einer Kreditkarte, auf der mein Name und meine Nummer stehen. Das ist meine Eintrittskarte hier. Ich muß sie jedesmal bei der Rezeption vorlegen, damit sie auf einem Blatt Papier abgedruckt wird, das in meine Akte kommt, dann auf einem weiteren Blatt, das in die Verwaltung geht, wo meine Rechnung ausgestellt wird. Es ist ein unpersönliches System, aber wie kann man es sonst organisieren? Dieses Krankenhaus hat vermutlich mehrere Millionen Kärtchen in den Unterlagen, denn wir in unserer kleinen Praxis haben schon sechzigtausend. Als ich heute meine Karte bei der Anmeldung vorlege, lächelt die Frau dort und sagt: »Wir wechseln das Computersystem. Wenn Sie fertig sind, müssen Sie in die Verwaltung und sich eine neue Karte und eine neue Nummer geben lassen.«

Das ist eine Kleinigkeit, aber mich regt es auf. Bei einer Million Unterlagen ist es nicht schwer, eine zu verlieren. Ich weiß, daß das passiert, und manchmal findet sich eine Akte niemals wieder. Dann müssen sich alle auf ihr Gedächtnis und ihre Logik verlassen, und es ist schwer, eine Krankengeschichte zu rekonstruieren, wenn mehrere Personen den Patienten untersucht haben. Außerdem muß ich für die neue Karte in ein anderes Gebäude gehen. Das bedeutet, daß ich an diesem Morgen mindestens eine Stunde verliere.

Ich lasse meine Wut an der armen Frau aus. »Warum kann das denn nicht per Post erledigt werden? Die Verwaltung liegt in einem anderen Gebäude, und das bedeutet, den Hof überqueren, mit dem Fahrstuhl fahren und noch mal warten zu müssen.«

»Ich weiß es nicht. Ich arbeite nur hier«, sagt sie.

Nach meiner Behandlung hilft mir die Assistentin vom Tisch, bringt mich in einen schmalen Raum und legt meine Akte in einen kleinen Kasten neben der Tür.

Ich warte ängstlich auf die Visite des Arztes, denn ich hoffe, er wird mich beruhigen. Er tritt ein, nickt und schenkt mir ein kurzes Lächeln. Ich beobachte aufmerksam sein Gesicht, als er meinen Hals abtastet, und versuche zu erkennen, was er denkt. Man stelle sich vor, ich, ein Arzt, bin so klein geworden! Warum frage ich ihn nicht einfach nach seinem Urteil? Dann drückt er mir mit einem Spatel auf die Zunge und zieht seinen Spiegel hervor. Ich sage kein Wort, während er den Spiegel in meinen Rachen steckt, um meinen Kehlkopf zu betrachten. Dann sehe ich den frustrierten Blick, als er den Spiegel fortlegt und sagt: »Ach, ich habe es vergessen. Wir können uns ja Ihre Stimmbänder nicht mit dem Spiegel ansehen.« Warum kann er sich nicht erinnern, daß er das schon einmal vergeblich versucht hat?

Ich weiß, daß er nicht ausgebildet wurde, das neue faseroptische Nasopharyngoskop zu benutzen. Ich bin verärgert und mache mir Sorgen, denn ich wüßte gern, was mit mir passiert, aber ich will ihn auch nicht beleidigen, indem ich vorschlage, seinen Assistenten um Hilfe zu bitten.

»Wie fühlen Sie sich?« fragt er.

»Ich fühle mich wunderbar. Es geht mir nicht anders als am Anfang.« Er kann meine Halsrötung nicht sehen, weil mein Hemd zugeknöpft ist. Er fragt nicht nach der Haut, und ich sage es ihm nicht.

»Es ist noch zu früh«, meint er. »Sie werden heiserer werden, und die Kehle wird mehr schmerzen.«

Davon geht es mir nicht besser, aber ich fasse genug Mut, um zu fragen: »Wie stehen meine Chancen?«

»Etwa fünfundachtzig Prozent«, sagt er zum neunten oder zehnten Mal.

»Ich hoffe, Sie haben recht.« Meine Gedanken klammern sich nicht an die fünfundachtzig Prozent, sondern konzentrieren sich auf die fünfzehnprozentige Versagerquote. Ich fahre also fort: »Ich habe immer gedacht, Röntgenstrahlen seien krebserregend und können Geschwülste verursachen?«

»Stimmt, das war so, als wir mit zu hohen Dosen arbeiteten«, erwidert er sachlich, »aber mit modernen Geräten und modernen Methoden können wir Krebszellen zerstören und die gesunden Zellen intakt lassen.« Dann lächelt er mich noch einmal kurz an, steht auf, offensichtlich nicht bereit, dieses Thema weiter zu diskutieren, und geht hinaus. Ich halte ihn nicht auf. Ich weiß, daß er dienstags sehr beschäftigt ist, und ich weiß auch, wie ihm zumute ist. Es gibt Tage, an denen auch einem Arzt alles zuviel wird. Dann kann man einfach nicht mehr mit Patienten reden.

Als ich langsam zur Verwaltung gehe, versuche ich zu verstehen, was mit mir geschieht. Ich werde mit Röntgenstrahlen behandelt. Das ist eine unbekannte Kraft. Ich kann Röntgenstrahlen nicht sehen, hören, fühlen oder riechen. Ich kann unmöglich feststellen, ob etwas passiert oder ob das Gerät überhaupt funktioniert. Die Hautrötung bedeutet nicht unbedingt, daß der Krebs bestrahlt wird. Der Radiologe versichert mir, daß etwas geschieht, und bittet mich, darauf zu vertrauen. Ist er ein Priester?

Vermutlich habe ich keine andere Wahl, als daran zu glauben, aber das gelingt mir nicht ganz, denn ich selbst habe manchmal Radiotherapie verordnet, in dem Wissen, daß sie bestenfalls lindernd sein kann. Ich habe nie zu einem Patienten gesagt: »Hören wir damit auf.« Wenn eine Behandlung nicht anschlug, versuchte ich es mit einer anderen, auch wenn ich wußte, daß der Fall hoffnungslos war. So hat man es mir beigebracht: Sag dem Patienten nicht die Wahrheit und probiere weiter. Ich weiß, daß man heute Wert darauf legt, ehrlich zu sein, und daß man dem Patienten alle Einzelheiten erzählt, wie schrecklich sie auch sein mögen.

Aber es gibt Ausnahmen. Es soll so etwas wie kollegiale Höflichkeit geben. Ärzte behandeln Kollegen nicht wie Patienten. Möglich, daß man mir die Wahrheit erspart.

Ich weiß immer noch nicht, was ich einem dem Tode geweihten Patienten sagen soll. Ein Besuch bei einem Sterbenden ist für mich immer noch sehr schlimm. Ich nähere mich seinem Zimmer, meine Muskeln verspannen sich, und ich bekomme Angst. Ich weiß, daß der Patient jede meiner Bewegungen und jeden Gesichtsausdruck aufmerksam beobachten wird. Da meine Anwesenheit ihm Trost zu geben scheint, verweile ich ein wenig länger als gewöhnlich, aber eigentlich kann ich es kaum abwarten, wieder hinauszugelangen. Ich bin erleichtert, wenn ich wieder auf dem Gang stehe. Wenn ich die Tür hinter mir schließe, bereite ich mich bereits auf die morgige Visite vor. Zum Ende hin wird jeder Besuch schmerzlicher.

Als meine Mutter vor ihrem Tod im Krankenhaus lag, fand ich es sehr schwierig, sie zu besuchen. Ich erkannte an ihren Blicken und ihrem Verhalten, daß sie wissen wollte, wie es um sie stand, aber ich konnte ihr nicht sagen, daß sie sterben würde. Die berühmten Ärzte und die unzähligen Untersuchungen beruhigten sie nicht. Alle wußten, was geschehen würde, aber niemand konnte es ihr sagen. Am Tag ihres Todes sagte sie, sie habe den größten Trost bei einer Nachtschwester gefunden, einer Nonne, die bei ihrer letzten Runde nachts immer ein paar Minuten bei ihr blieb und zu ihr sagte: »Ich bete für Sie.«

»Stell dir vor«, sagte sie, »eine katholische Schwester, die für eine jüdische Frau betet.« Sie hielt meine Hände, sah mich an, blieb aber stumm. Ich las in ihrem Blick die Frage: »Wirst du für mich beten? Wirst du das Kaddisch sagen, das Gebet für die Toten, wie es unserer Tradition entspricht?«

Ich gab ihr keine Antwort, weil das bedeutet hätte, ihren nahen Tod zu akzeptieren. Als Arzt wußte ich, daß das Ende nahe war, aber als Sohn konnte ich das emotional nicht akzeptieren. Ich habe noch nie in meinem Leben zu einem Patienten sagen können: »Sie werden sterben.« So spricht man mit einem verurteilten Mörder. Warum soll man das einem unschuldigen Patienten antun? Hoffnung ist immer das Wichtigste. Einem Patienten die Hoffnung zu rauben ist grausam. Ab und zu irrt sich auch ein Arzt, und es geschieht ein Wunder.

Jeder ist heute der Meinung, daß man Krebspatienten die Wahrheit sagen muß, aber wieviel soll man ihm oder ihr mitteilen? Ich habe Ärzte gekannt, die meinten, man solle Kollegen Disziplinarstrafen auferlegen, weil sie Krebspatienten eine zu optimistische Prognose gegeben hatten. Heute heißt die Regel: »Sag, wie es ist.«

Ich habe oft gehört, wie junge Ärzte, Schwestern und Sozialarbeiter beschreiben, wie stoisch Patienten reagieren, wenn man ihnen sagt, sie hätten Krebs. Man hört dann Sätze wie: »Er hat es wie ein Mann hingenommen«, oder: »Sie hat nicht einmal geweint.« Ich hingegen glaube, daß diese jungen Ärzte Schock und Ungläubigkeit als Gelassenheit und Akzeptieren des Todes mißdeuten.

Ich hörte einmal einen Arzt zu einem Patienten sagen: »Gehen Sie heim. Die Behandlung hat nicht angeschlagen. Wir können Ihnen nichts anderes anbieten.«

»Sie meinen, ich soll nach Hause gehen, um zu sterben?« fragte der Patient.

»Sterben wir nicht alle irgendwann?« gab der Arzt zurück.

Dieser Arzt gehörte zur modernen Schule. Als ich mein Studium abschloß, hätte kein Doktor jemals zu einem Patienten gesagt: »Sie haben Krebs.« Man hätte es der Familie beigebracht, aber nicht dem Patienten, niemals. Als sich die Behandlungsmöglichkeiten verbesserten und die Patienten besser informiert wurden, verlagerte sich die Regel zu einem: »Sag die Wahrheit direkt und sachlich.« Die Zeit hat erwiesen, daß dies eine grausame Bestrafung ist. Jetzt bringen wir den Medizinstudenten bei: »Hört dem Patienten zu, er wird mitteilen, wieviel und was er wissen will. Sagt ihm nur, was er verarbeiten kann.«

Diese Regel klingt vernünftig und einfach, aber ist sie das? Ehe Katherine Buerger operiert wurde, sagte sie zu mir: »Sagen Sie mir die Wahrheit, wenn ich aufwache. Wenn es Krebs ist, will ich es wissen. Mein Mann hatte einen Schlaganfall, und ich bin seine einzige Stütze. Verschweigen Sie mir nichts.«

Ich wiederholte ihre Anweisung zu Dr. Shwartz, dem Chirurgen. Nach der Operation teilte er ihr knapp und unverblümt mit: »Sie haben inoperablen, nicht zu behandelnden Lungenkrebs.«

Als ich Katie am nächsten Morgen besuchte, war sie trotz der Schmerzen freundlich und fröhlich. Sie sagte: »Dieser Dr. Shwartz ist wunderbar, so ehrlich und direkt. Ich finde ihn gut.«

Als ich sie am zweiten Morgen besuchte, fragte sie: »Wie gut ist dieser Dr. Shwartz? Wie ist sein Ruf?«

Am dritten Morgen sagte sie: »Ich will nicht mehr von Dr. Shwartz behandelt werden. Ich kann ihn nicht ausstehen. Bitte kümmern Sie sich darum, daß er mir vom Leib bleibt.«

Das war nicht die Schuld von Dr. Shwartz. Man muß schon ein sehr sensibler, aufmerksamer, erfahrener Arzt sein, um zu wissen, was man einem sterbenden Patienten mitteilt. Viele gibt es von dieser Sorte nicht.

Also, welche Behandlung bekomme ich nun? Die altmodische: »Immer die Hoffnung bewahren!« Oder die moderne: »Sag, wie es ist.«?

Meine Ärzte sind alle älter. Ich bleibe bei ihnen. Ich lasse keinen der jungen Assistenten oder Studenten in meine Nähe.

Endlich komme ich zur Verwaltung, wo ich eine halbe Stunde warten muß, während man meine Karte umtauscht. Als sie mir die neue geben, sehe ich, daß mein Name zwar richtig buchstabiert ist, aber sie haben meinen Titel weggelassen. M. D. Sie haben es geschafft und mich endgültig auf einen normalen Patienten reduziert.

Sechzehnter Behandlungstag

Ich wache mit einem fauligen Geschmack im Mund auf. Als ich klein war, machten die Ärzte immer einen großen Umstand, einem den Puls zu fühlen und die Zunge zu betrachten. Wenn sie belegt war, verschrieb man ein Abführmittel. Ich sehe mir meine Zunge im Spiegel an. Sie sieht normal aus. Stammt der faulige Geschmack von den absterbenden Krebszellen oder von zerstörtem gesunden Gewebe?

Der August ist ein schlechter Monat für eine Behandlung. Zu viele Leute haben Urlaub. Die Assistentinnen kommen und gehen.

Heute ist Ted an der Reihe. Ich vertraue ihm, denn ich habe ihn seit dem ersten Tag in der Abteilung bemerkt und glaube, er ist eine Art Oberassistent, denn er gibt den anderen oft Anweisungen.

Heute fühle ich mich bei meiner Behandlung sicher. Ted zentriert die Röhre rasch und geschickt auf meine Tätowierungen. Die Kassette klickt beruhigend, die Lichter flackern auf, er huscht hinaus in die Sicherheit, das Licht verlöscht. Das Summen beginnt. Ich weiß, daß ich eine Minute Strahlentherapie bekomme, dreißig Sekunden auf jeder Seite. Ich zähle immer die Sekunden, das hilft mir, mich zu entspannen. Ich beginne zu zählen: Eins, zwei. Dann klickt es, das Licht geht an, rote Lampen flackern. Etwas ist passiert und hat die Behandlung unterbrochen. Der Techniker rennt herein und versucht, mich zu beruhigen. »Der Notschalter ist angegangen und hat das Gerät abgestellt. Nur keine Sorgen. Sie haben keine Überdosis bekommen.«

»Was hat den Notschalter denn ausgelöst?« frage ich.

»Sie liegen unter einem linearen Beschleuniger. Es handelt sich um künstliche Röntgenstrahlen. Die werden von einer Vakuumröhre erzeugt. Wenn diese Röhre altert, versagt sie manchmal. Diese hier ist fast am Ende. Ich habe schon angemahnt, sie zu ersetzen, aber auf mich hört ja niemand. Eine neue Röhre kostet sechstausend Dollar, daher lassen sie sie bis zum Ende laufen. Wenn Sie in Houston lägen, würde man Ihnen Kobalt verabreichen. Das sind echte, natürliche Röntgenstrahlen. Stanford bevorzugt dies hier, aber für mich sind das nur künstliche Röntgenstrahlen. Ehrlich gesagt, Sie hätten eine bessere Chance, wenn Sie Kobalt bekämen.«

Ich bin schockiert. Niemand hat mir vor der Behandlung gesagt, es gäbe einen Unterschied zwischen Kobalt und dem Stoff, den ich hier bekomme. »Und nun?« frage ich. »Wie lange dauert es, bis die Maschine repariert ist?«

»Oh, das machen wir erst in der letzten Minute«, meint er. »Vermutlich hat sie noch Saft, und diese Abteilung rechnet mit jedem Pfennig. Wir benutzen sie, bis sie durchbrennt. Hoffentlich ist genug für Ihre heutige Behandlung übrig.«

Kann eine Röhre, die ihre normale Lebenszeit erreicht hat, noch eine genaue Dosis verabreichen? Ich bin sehr erschrocken, sage aber nichts.

Er verläßt den Raum. Minuten verstreichen, bis ich durch das surrende Geräusch beruhigt werde. Das Gerät funktioniert. Ich zähle geduldig. Eins, zwei, bis zur dreißigsten Sekunde. Das war die erste Hälfte. Das Gerät wird nach links geschwenkt, der Tisch zurechtgerückt. Mir scheint, als könne ich hören, wie die Maschine noch mal schleppend dreißig Sekunden herausquält.

Ich knöpfe meinen Kragen zu und mache mich zum Gehen bereit. »Was geschieht nun?« frage ich. Ich habe Angst vor der Antwort. Ich will nicht, daß meine Behandlung verzögert wird.

»Ich weiß es nicht«, antwortet er. »Erst wenn die Röhre nichts mehr abgibt, bestellen wir eine neue.«

»Wie lange dauert es, sie zu ersetzen?«

»Sechs Stunden. Keine Sorge«, meint er. »In dieser Abteilung hat noch nie jemand seine Behandlung ohne eine Unterbrechung durchgeführt. Dann fragt er. »Um wieviel Uhr fahren Sie morgens von zu Hause fort?«

»Um neun.«

»Gut. Ich rufe Sie morgen vor neun an, wenn das Gerät kaputt ist.«

Ich bin besorgt und wütend und beschließe, zur nächsten Haushaltsitzung der Landesregierung zu gehen. Denen werde ich etwas erzählen, die Mittel für die Kliniken zu kürzen! Der Staat gibt Millionen aus, und es reicht nicht, ein paar tausend für eine gute neue Röhre lockerzumachen.

Siebzehnter Behandlungstag

Heute morgen trödle ich ein wenig. Ich will das Haus nicht zu früh verlassen und damit vielleicht den Anruf des Röntgenassistenten verpassen, der mir mitteilt, das Gerät sei ausgefallen. Doch es ruft niemand an, und ich gehe um neun los. Ich bin pünktlich da, werde aber in den Warteraum verwiesen.

In diesem Wartezimmer sitzt außer mir ein junger Mann, der ein Röhrchen im Hals sitzen hat, durch das er atmet, und der eine Tafel bei sich trägt, weil er nicht sprechen kann. Ich weiß, daß mit mir das gleiche geschehen wird, wenn die Strahlentherapie nicht anschlägt. Doch es beunruhigt mich nicht, denn meine Gedanken sind auf das Gerät konzentriert. Ist die Röhre nun ausgefallen? Endlich ruft man mich auf. Der Assistent begrüßt mich lächelnd.

»Ist die Röhre in Ordnung?« frage ich ängstlich.

»Oh, ja«, antwortete er nonchalant.

»Was war denn gestern los?«

»Ich habe auf den falschen Knopf gedrückt. Das war der Notschalter.«

Die Behandlung verläuft ohne Zwischenfall. Ich mache mich bereit, zu gehen, doch dann fange ich an, mich zu beklagen – aber nicht über seine Achtlosigkeit. »Wissen Sie«, sage ich, »Sie haben heute mit meiner Behandlung verspätet begonnen, und ich habe nicht genug Geld in die Parkuhr geworfen. Wahrscheinlich bekomme ich jetzt eine Anzeige.«

»Das tut mir leid«, antwortet er. »Jede Abteilung hier hat ein eigenes Budget und eigene Regeln. Andere Abteilungen bezahlen einem die Anzeige, wenn sie die Verspätung verursacht haben, diese Abteilung aber nicht. Ich sage ihnen immer wieder, daß das nicht geht und daß die Patienten darüber ärgerlich werden, aber auf mich hört ja niemand. Sie knausern mit jedem Pfennig. Sie müssen das wohl selbst zahlen.«

Ich gehe und hoffe, daß die Urlaubszeit bald zu Ende ist. Natürlich geht es nicht nur um die Anzeige wegen Falschparkens, die mich beunruhigt. Ich frage mich, ob ich Ted bei seinen Vorgesetzten melden sollte. Sein Verhalten hat Zweifel in mir geweckt. Habe ich die richtige Dosierung bekommen? War der Röntgenstrahl genau zentriert? Auch wenn er mir körperlich keinen Schaden zugefügt hat, dann aber sicher seelischen. Er hat mir in einer Phase, in der ich gelassen sein sollte, unnötige Sorgen bereitet.

Wenn ein normaler Patient sich über Ted beklagt, kann sein Vorgesetzter das als unwichtig abtun – emotional instabiler Patient! Auch wenn sein Chef die Klage akzeptiert, würde Ted wohl höchstens ermahnt. Wenn ich ihn jedoch melde, findet das Ganze auf einer anderen Ebene statt; dann ist es eine Sache unter Kollegen, und meine Klage kann nicht ignoriert werden. Aber eigentlich sollte überhaupt keine Beschwerde ignoriert werden. Wenn Ted für seine Stelle ungeeignet ist, müßten das andere Leute genauso sehen wie ich.

Doch ich weiß, welchen Schrecken Arbeitslosigkeit bedeutet. Als mein Vater nach Omaha zog, war er einfacher Arbeiter und strich Waggons für die Union Pacific Railroad an. Sein älterer Bruder Dave war Hausmeister bei einer Straßenbahngesellschaft. Ich war neun, als sie zusammen genügend angespart hatten, um ein Geschäft für Männerbekleidung zu eröffnen, den R.B. Shirt Shop in der besten Einkaufsgegend von Omaha. Das Geschäft ging glänzend, und kurz darauf eröffneten sie ein zweites. Es ging weiter aufwärts, und sie schafften es, sich den amerikanischen Traum zu erfüllen. In Omaha gab es keine rassischen Beschränkungen, und so kauften sie sich Grundstücke im besten Viertel, Dundee, und bauten zwei nagelneue zweistöckige Häuser im sogenannten holländischen Kolonialstil. Es gab für jeden in der Familie ein eigenes Zimmer und eine Garage für das Auto, das sie immer noch nicht besaßen.

Ich war elf, als die Seifenblase platzte. Sie verloren ihre Geschäfte, sie mußten ihre Häuser verlassen, und wir zogen zu den Eltern meiner Mutter. Mein Vater war arbeitslos, meine Mutter kaufte eine Nähmaschine, um Hüte zu machen, und mein Bruder und ich verkauften Zeitungen auf der Straße. Ich lernte, was es heißt, einen langen Arbeitstag zu haben: Die Schule dauerte von halb neun morgens bis halb vier. Zeitungen verkaufte ich bis sechs, Talmudschule war von sechs bis acht.

Ich spürte, welche Panik es bedeutete, arbeitslos zu sein, und seitdem habe ich nie jemandem kündigen können. Ich nutzte in der Praxis die Vorrechte eines älteren Bruders und habe diese Aufgabe Bill übertragen, der sich aber keineswegs besser dabei anstellte als ich. Er übertrug dieses Problem schließlich einem Angestellten.

Ich kann Ted nicht melden, weil er dann vielleicht gefeuert wird. Vielleicht ... vermutlich ... ist das die falsche Entscheidung.

Achtzehnter Behandlungstag

Auf dem Weg zur Behandlung treffe ich Dr. Parrin, ebenfalls Rheumatologe, der ein paar Jahre jünger ist als ich und mit mir konkurriert.

»Ed, was machen Sie denn hier im Krankenhaus?« fragt er.

Ich gebe zu, daß ich Krebs habe und Strahlentherapie bekomme.

»Das tut mir leid.« Es klingt mitfühlend. »Wie sieht es aus?«

»Na, könnte nicht besser sein.«

»Machen Sie keine Witze.«

»Ich scherze nicht.«

»Nein. Mir können Sie es doch sagen. Sagen Sie mir die Wahrheit.«

Du Schwein, denke ich. Du kannst es kaum abwarten, meine Patienten zu erben.

Als ich nach Hause komme, überrascht mich Dee mit ein paar neuen Hemden, doch ich sage ihr, sie solle sie zurückbringen... Ich erinnere mich an Mr. Stohler, einen großzügigen Millionär, der bei seinem Tod nur seine kinderlose Frau zurückließ. In seinem Testament verfügte er, daß seine Frau sein riesiges Anwesen nutznießen könne, doch nach deren Tod sollte es an den Staat fallen.

Nach einer angemessenen Trauerphase begann Mrs. Stohler, ihren Reichtum zu genießen. Sie reiste viel, kleidete sich schick, hatte viele Gäste, und das Anwesen wuchs unter ihrer ordentlichen Verwaltung im Laufe der Jahre hübsch an. Als sie in die Achtziger kam, war sie eine sehr wohlhabende Frau. Doch dann änderte sich ihr Lebensstil. Sie wurde knauserig und weigerte sich, auch nur einen Pfennig auszugeben. Sie ließ es nicht zu, daß für mehr als zwei Tage Lebensmittelvorräte im Haus waren, noch durften die Angestellten irgendwelche anderen Vorräte halten. Als diese protestierten, so könnten sie den Haushalt nicht ordentlich führen, bestand sie darauf, es sei wichtig, das Anwesen zu erhalten und kein Geld für Dinge zu verschwenden, die sie vielleicht niemals brauchen würde.

Die Hemden, die Dee mir gekauft hatte, waren schön, und sie waren herabgesetzt gewesen, doch ich bestand darauf, sie in den Laden zurückzubringen. Ich rechnete nicht damit, im nächsten Jahr noch zu leben. Ich wollte das Geld nicht verschwenden. Mir erschien das vernünftig und nicht als so geizig, wie ich Mrs. Stohler gefunden hatte.

Neunzehnter Behandlungstag

Meine Behandlung ist auf neun Uhr zwanzig angesetzt. Ich verlasse mein Haus um neun und bin um zehn wieder da. Das ist meine Morgenarbeit, doch ich merke, daß ich zu erschöpft bin, um irgend etwas anderes zu tun.

Heute sind unsere Enkelinnen Jennifer und Lisa, drei und sechs Jahre alt, bei uns. Beide Eltern sind vielbeschäftigte Ärzte. Die beiden Kleinen sehen zu, wie Oma Dee fürsorglich mein Mittagessen bereitet und auf ein Tablett vor mich stellt. Als Dee meine Kaffeetasse nachschenkt, kann Lisa den Mund nicht mehr halten. »Opa«, sagt sie, »du bist doch schon ein großer Mann. Du mußt nun aber bald lernen, dein Essen selbst zu machen.«

Ah, diese Emanzen! Ich hebe sie mir beide auf den Schoß und umarme sie. Sie küssen mich. Sie sind sehr aufgeweckt – das findet zumindest ihr Großvater –, und ich bin froh, daß sie Chancen bekommen, die meine Mutter aufgrund ihres Geschlechts nie bekam. Meine Erschöpfung und Spannung verschwinden. In meiner Welt sind Enkelkinder eine hervorragende Medizin.

Ich leide unter keinen Nebenwirkungen, und abgesehen

von meiner heiseren Stimme und der Erschöpfung würde man kaum merken, daß ich krank bin. Ich sehe, wie meine Familie mich immer weniger wie einen Kranken behandelt. Der Anfangsschock scheint verflogen.

Alte Menschen und Kranke werden leicht exzentrisch und manipulierend, weil sie glauben, sie hätten nur noch wenig Zeit, und daher solle sich alles nach ihnen richten. Sie durchlaufen eine für die Angehörigen ebenso anstrengende Phase wie Zweijährige, werden wie kleine Kinder. Ich habe oft zu Frauen gesagt, deren Männer einen Herzanfall überstanden hatten: »Ich mache mir auch um Sie Sorgen. Ihr Mann hat eine schwere Krise hinter sich und ist verängstigt. Er ist verändert. Sie finden ihn vermutlich reizbar, exzentrisch und unvernünftig.«

Ich habe viele Leute kennengelernt, die ihre Krankheiten benutzten, um andere zu manipulieren. Ich habe Mütter erlebt, die eine Krankheit vortäuschten, damit die Kinder nicht auszogen oder in Urlaub fuhren. Ich kenne Arthritiker, die sich bewußt weigerten, ihre Übungen zu machen, und daher bald an den Rollstuhl gefesselt und abhängig wurden.

Manche Menschen genießen ihre Krankheit. In Sizilien, im Zweiten Weltkrieg, wurden meine beiden Hände bei einer Gasexplosion schwer verbrannt. Sie waren verbunden, und ich sah aus, als trüge ich Boxhandschuhe. Dann bekam ich Durchfall. Es gab keine Toiletten, nur offene Gruben in der heißen Sonne. Mir war elend zumute. Ich konnte meine Verbände nicht abnehmen. Doch gesund werden wollte ich auch nicht. Ich war heilfroh, einen ehrenwerten Grund gefunden zu haben, nicht auf meinen Posten in der Kampfzone zurückkehren zu müssen.

Manchmal kann eine Krankheit fast willkommen sein. Wenn ich sicher sein könnte, wieder gesund zu werden, wäre das Leben nur halb so schwer. Alle sind nett zu mir, niemand wirft mir meine Eßsünden vor, und ich bekomme laufend schöne Geschenke.

Ich muß sehr darauf achten, nicht vor Selbstmitleid zu

zerfließen und nicht manipulativ zu werden. Das finde ich nicht schwer, erkenne ich plötzlich. Mein Leben ist in Ordnung – ich habe eine großartige Familie, Erfolg, Anerkennung, interessante Arbeit. Aber manche Menschen, darunter einige meiner Patienten, haben schwere Probleme. Kein Wunder, daß sie manchmal dankbar sind für die Erlaubnis, sich eine Weile ins Bett zu legen und alle Last abzustreifen.

Zwanzigster Behandlungstag

Ich will nicht, daß Dee mitkommt, aber sie besteht heute morgen darauf. Sobald ich allein zum Zahnarzt oder Arzt gehen konnte, erlaubte ich meiner Mutter nie mehr, mich dorthin zu begleiten, und jetzt bin ich verheiratet und erlaube meiner Frau auch nicht, mitzukommen.

Dee und ich haben 1942 in Cheyenne, Wyoming, geheiratet, kurz nach Pearl Harbour. Ich trug Kampfuniform, was bedeutete, wir warteten jede Minute auf den Einsatzbefehl. Man gab mir nicht einmal einen Tag frei, und wir mußten abends nach Dienstschluß heiraten. Es gab keine Zeit für richtige Flitterwochen. Wir zogen in ein Hotelzimmer, und eine Woche später war ich bei einem Manöver in den Bergen. So sah unser Eheleben fünf Monate lang aus, und dann war ich zweieinhalb Jahre fort. Erst nach dem Krieg erkannte ich, daß die Trennungszeit für die Daheimgebliebenen viel schwerer war als für diejenigen, die fortgingen. Ich wußte immer, wo ich war und wie es mir ging, Dee aber hatte wegen der Zensurbestimmungen keine Ahnung. Immer wenn ein größerer militärischer Einsatz geplant wurde, verschärfte man die Sicherheitsbestimmungen einfach dadurch, daß man die Post der Soldaten nicht beförderte. Ich schrieb zwar oft, aber manchmal hatte sie monatelang keine Nachricht von mir. Erst, als ich wieder zu Hause war, begriff ich, wie egoistisch es von mir gewesen war, die Hochzeit vorzuschlagen, als ich schon zum Einsatz in Europa aufgerufen war, und erst da erkannte ich, was meine Abwesenheit für Dee bedeutet hatte.

Wir leben seit vielen Jahren zusammen, und sie sitzt in dem gleichen Krebs-Boot wie ich. Es ist eigentlich angemessen, daß sie mit zum Arzt kommt.

Man bittet Dee, im Wartezimmer zu bleiben. Die Bestrahlungsräume darf sie nicht betreten, und ich weiß, das Wartezimmer wird sie wenig trösten. Sie sieht dort Leute ohne Haare, Männer, die nicht sprechen können, und abgemagerte Menschen.

Sobald die Behandlung vorbei ist, ruft die Assistentin Dee auf und führt uns beide in ein kleines Untersuchungszimmer. Lange brauchen wir auf den Arzt nicht zu warten. Er tritt ein, begrüßt mich mit Handschlag, sagt Dee guten Tag und stellt dann seine Routinefragen: »Wie geht es Ihnen? Tut der Hals weh? Sind Sie sehr müde? Haben Sie Schluck- oder Atemschwierigkeiten?« Dann untersucht er rasch meine Haut, bemerkt aber offenbar nicht, daß sie gerötet ist. Die ganze Untersuchung ist in fünf Minuten vorbei. Er ist so rasch, so ernst und schweigsam, daß ich merke, auch hier wird Dee keinen Trost finden. Mir ist es irgendwie peinlich, daß sie sieht, wie kurzab ich von einem Kollegen behandelt werde.

Schweigend fahren wir nach Hause. Wir denken beide vermutlich das gleiche: Sind wir nächstes Jahr um diese Zeit noch zusammen?

Einundzwanzigster Behandlungstag

Die Behandlung ist inzwischen zur Routine geworden. Doch als ich nach Hause komme, gibt es ein Problem. Anna, unsere Haushalthilfe, ist anders als sonst. Sie ist ein Flüchtling aus Asien, klein, rund und gewöhnlich sehr fröhlich. Als ich sie frage, was mit ihr los sei, antwortet sie: »Ich habe Magenkrebs.«

»Ist Ihnen übel?« frage ich.

»Nein.«

»Haben Sie Sodbrennen oder Verdauungsbeschwerden?«

»Nein.«

»Und warum glauben Sie, Magenkrebs zu haben?«

»Ich weiß es nicht, der Arzt hat es gemeint.«

»Hat er Sie geröntgt?«

»Nein.«

»Hat er Ihnen ein Röhrchen mit einer Lampe daran in den Magen gesteckt?«

»Nein.«

»Das verstehe ich nicht«, sage ich.

»Ich weiß nicht«, meint sie, »aber ich werde nächste Woche operiert.«

Ich lasse das Thema fallen, aber ihre Geschichte paßt irgendwie nicht zusammen.

Später nimmt sie die Unterhaltung noch einmal auf: »Hatten Sie Angst, als man Ihnen sagte, sie hätten Krebs?«

»Schreckliche Angst. Die habe ich immer noch.«

»Ich auch«, vertraut mir Anna an.

»Möchten Sie, daß ich Ihren Arzt anrufe?« schlage ich vor.

»Ja, bitte. Rufen Sie Dr. Gold an.«

Ich glaube, daß Bill Gold wie die meisten Ärzte etwas dagegen hat, wenn ich mich einmische. Welches Recht habe ich auch dazu? Ich bin nicht ihr Arzt. Aber er ist sehr höflich und kooperativ.

»Ich kann mich nicht erinnern, Anna gesagt zu haben, daß sie Magenkrebs hat«, sagt er. »Ich habe einen Zervixabstrich gemacht. Sie hat örtlich begrenzten Zervixkrebs.«
»Sind ihre Chancen gut?«
»Wir haben keine Strahlenbehandlung geplant, nur Entfernung.«
»Warum glaubt sie dann, Magenkrebs zu haben?«
»Ich weiß es nicht«, sagt Gold. Dann zögert er. »Wissen Sie, was vielleicht passiert ist? Ich habe ihr vermutlich gesagt, wenn der Krebs sich ausbreitet, müssen wir ihr den Bauch öffnen, aber ich dachte, das hätte sie verstanden.«

Solche Mißverständnisse geschehen oft und verursachen unnötiges Leid. Im ersten Jahr des Medizinstudiums lernt man die neue Sprache, mit der sich der Student wichtig und als etwas Besonderes fühlt. Danach benutzen Ärzte für den Rest ihres Lebens statt klarem Deutsch nur noch Worte wie Hemptysis, wenn sie meinen, jemand spuckt Blut, und Emesis, wenn jemand erbricht. Das Problem wird schlimmer, wenn sie in ihrer Ausbildung aufsteigen. Wenn sie Assistenten und Stationsärzte sind, benutzten sie Abkürzungen. Ärzte kennen so viele dieser Kürzel, daß es sogar Lexika gibt, die sie erklären.

Mein ganzes Leben habe ich immer wieder mitangehört, wie Praktiker das eine sagen und Patienten etwas anderes verstehen. Als ich anfangs im Krankenhaus arbeitete, wurde eines Tages ein zehnjähriges Mädchen eingeliefert, das Zukker hatte. Sie war so abweisend, daß sie die Schwestern sehr ärgerte und sie nichts mit ihr anfangen konnten. Verzweifelt holte man einen Psychologen.

Er erklärte dem Personal das Problem: »Das Kind war überzeugt, es würde sterben. Es hatte gehört, wie ein Arzt ihren Fall Studenten schilderte, und als sie hörte, daß sie Diabetes habe, verstand sie, sie würde an ›Betes‹ sterben.«

Von da an achtete ich immer darauf, mich vorsichtig auszudrücken. Aber gelungen ist mir das nicht immer. Eine Patientin, eine Achtzehnjährige, rief mir einmal hinterher: »Muß ich sterben?«

»Ich weiß es nicht. Weshalb glauben Sie, sterben zu müssen?«

»Als ich heute in Ihrer Praxis war, haben Sie mir den Arm um die Schultern gelegt und gesagt: ›Lebwohl, junge Freundin.‹ Das haben Sie noch nie getan.«

Ich versicherte ihr, sie habe diese Geste mißverstanden. Ich wollte einfach nett zu ihr sein.

Als mir Dr. DuVall bei der ersten Konsultation sagte, ich habe Krebs, hatte er mir anschließend die Hand geschüttelt und gesagt: »Tut mir leid, Sie unter diesen Umständen kennenzulernen.« Damals habe *ich* ihn so verstanden, als wolle er Lebwohl sagen – ein letztes Lebewohl –, während er in Wirklichkeit nur sein Mitgefühl ausdrückte. Ich war immer ein wenig herablassend Patienten gegenüber, die Sätze und Gesten von Ärzten mißverstehen. Doch trotz all meiner Erfahrung verhielt ich mich genauso. Patienten sind sehr verletzlich. Sie brauchen es, daß man ihnen deutlich und klar ihre Lage erklärt. Und selbst dann achten sie auf jedes Zeichen des Arztes. Vielleicht kann man nicht viel dagegen tun, aber eine Prise Mitgefühl hilft immer.

Zweiundzwanzigster Behandlungstag

Mein dritter Sohn, Howard, und seine Frau Marcia kommen mit ihrem einjährigen Sohn Sam auf einen kurzen Besuch. Howard und Marcia sind beide Psychiater in San Francisco. Ich sehe ihrem Besuch mit gemischten Gefühlen entgegen. Vielleicht ist es eine Pflichtvisite. Schon viele Menschen haben mich gefragt, ob sie ihren sterbenden Vater oder die Mutter besuchen sollen, die weit entfernt wohnen. Warum muß man den Arzt fragen, ob man einen sterbenden

Verwandten besuchen soll? Ich höre mir immer ihre Gründe an, warum sie eigentlich nicht fahren wollen, und rate ihnen dann, ihre Entscheidung selbst zu treffen.

Howard bietet an, mich zur Behandlung ins Krankenhaus zu fahren, und ich stimme zu, weil es das Parkproblem vermeidet. Sam klettert zu uns in den Wagen, sitzt auf dem Schoß seines Vaters und tut, als fahre er. Es ist noch gar nicht so lange her, daß Howard das immer bei mir gemacht hat.

Sam ist nach meinem Vater benannt, der vor drei Jahren starb. Auf dem T-Shirt des Kleinen steht »Sam Rosenbaum«, und ich lese es verdutzt. Wenn ich das Kind ansehe, erkenne ich meinen Vater, denn er sieht ihm sehr ähnlich. Ich frage mich, ob es doch eine Reinkarnation gibt. Meiner Vorstellung nach sitzen nun vier Generationen in dem Auto: mein Vater Sam, der kleine Sam, mein Sohn Howard und ich.

Die Straße von unserem Haus zum Krankenhaus windet sich durch bewaldete Hügel, und Howard und ich schweigen. Ich erinnere mich, wie oft ich diesen Weg in die Schule, zu den Pfadfindern oder ins Krankenhaus gefahren bin, als Howard und die anderen noch klein waren. Howard muß an die Hunderte von Malen denken, als er vier schwere Jahre lang hierher zur Universität fuhr. Sam plaudert aufgeregt, als er die Bäume sieht, wie die Sonne durch die Stämme scheint und wie die Straße sich schlängelt.

Als wir angekommen sind, schlägt Howard vor, eine Viertelstunde um den Block zu fahren, während ich meine Behandlung bekomme. Aber heute ist alles anders. In der Therapieabteilung sind sämtliche Termine verspätet, und es dauert mindestens eine halbe Stunde, bis ich wieder auftauche. Howard und Sam warten geduldig. Niemand schimpft mit mir wegen der Verspätung. Warum hatte ich solche Angst davor? Ich steige ins Auto, und Sam setzt sich auf meinen Schoß und gibt mir einen dicken Kuß auf meinen kahlen Kopf. Ich halte ihn eng an mich gedrückt.

Ich will an seinem zweiten Geburtstag noch am Leben sein. Ich weiß, daß Gefühle und Willenskraft großen Einfluß auf den Verlauf einer Krankheit haben. Bei Krebs hat die Psyche zwar nicht allzu viel Einfluß, aber ich bin entschlossen, mein Bestes zu tun.

Dreiundzwanzigster Behandlungstag

Ich kann mein Hautproblem nicht mehr ignorieren. Die Stelle ist tiefbraun, und ich brauche mich dort nicht mehr zu rasieren. Endlich gebe ich nach und lenke die Aufmerksamkeit der Röntgenassistentin auf die Veränderungen.

»Ja«, sagt sie, »die Haarfollikel sind zerstört, vermutlich auf Dauer, und die Verbrennung reicht bis hinab zu Ihren Stimmbändern, aber Ihre Haut zeigt keine Überreaktion, und ich glaube, Sie können Ihre Behandlung fortsetzen. Bei manchen Patienten müssen wir abbrechen oder eine Pause einlegen, weil die Haut zu stark reagiert.«

Danach geht es mir besser. Ich will nicht, daß irgend etwas meine Behandlung verzögert oder verhindert, weil ich weiß, dann stehen meine Chancen nicht mehr so gut.

Auf der Heimfahrt denke ich an Dee. Ich habe gehört, daß manche Frauen Angst vor der Pensionierung ihres Mannes haben, weil sie es schlecht aushalten, wenn er den ganzen Tag zu Hause herumsitzt. Jetzt passiert das auch uns beiden: Ich bin müde. Ich kann nicht sprechen, ich kann nur essen, schlafen und im Haus herumsitzen. Ich frage mich, wie sie das aushält.

Als ich nach Hause komme, schnappe ich mir Dee, drücke sie fest an mich und gebe ihr einen Kuß wie beim erstenmal, als sie zweiundzwanzig war. Sie reagiert, aber ich spüre die Tränen auf ihren Wangen.

»Mach dir keine Sorgen«, beruhige ich sie, »ich werde

wieder gesund. Wenn das hier vorbei ist, machen wir Urlaub, vielleicht eine Kreuzfahrt.«

»Okay«, antwortet sie, »aber sorg' bitte dafür, daß wir in unserer Kabine ein Doppelbett haben.«

Zum erstenmal in diesem Monat muß ich lachen, und ich drücke sie fest an mich. Welch ein Glück, daß ich sie habe.

Vierundzwanzigster Behandlungstag

Sie kommt oft zusammen mit mir an, die attraktive, gut gekleidete Frau, die immer ein Kopftuch trägt. Mich rufen sie immer zuerst auf, daher hat sie einen Vorteil – sie kennt meinen Namen. Normalerweise belassen wir es bei einer Begrüßung, doch heute beginnt sie ein Gespräch.

»Ich kenne Sie. Wir haben uns bei einem Ärztekongreß getroffen. Ich bin die Frau von Tim Duggins aus Medford.«

»Jetzt kann ich mich an Sie erinnern«, sage ich. »Weshalb werden Sie behandelt?«

»Gehirntumor.«

»Wie hat man das festgestellt?«

»Ich hatte einen Anfall. Der Arzt hat eine Tomografie machen lassen, aber weil sie kurz vorher einen Todesfall aufgrund der Jodinjektion gehabt hatten und ich gegen Schalentiere allergisch bin, haben sie das Jod weggelassen.«

»Was nützen denn die Strahlen, wenn man das Jod nicht spritzt?«

»Sie haben recht«, antwortet sie. »Die Tomografie war negativ. Zwei Monate später brach ich bei einer Versammlung in Portland zusammen. Eine nochmalige Tomografie, dieses Mal mit Jod, zeigte den Tumor. Dr. Kettle hat mich operiert. Aber die Geschwulst saß zu dicht an lebenswichtigen Bereichen, deshalb konnte man sie nicht entfernen. Jetzt werde ich bestrahlt.«

»Kobalt?«

»Nein, mit dem linearen Beschleuniger wie Sie. Mein Tumor ist Stufe IV. Kettle ist nicht sehr optimistisch.«

»Oh, er kann keineswegs sicher sein. Ich hatte einen Patienten mit einer ähnlichen Diagnose. Alle Experten schüttelten die Köpfe. Das ist jetzt acht Jahre her. Er lebt, ist gesund, hat eine gute Stelle, eine Frau und vor kurzem ein Kind bekommen.«

»Jetzt geht es mir besser«, sagt sie.

»Sie scheinen gut damit zurechtzukommen.«

»Ja, das stimmt. Am meisten macht mir zu schaffen, daß mir die Haare ausfallen«, sagt sie lächelnd.

»Das lassen Sie mal Ihr geringstes Problem sein. Sehen Sie mich an. Ich bin kahl, und ich werde auch damit fertig.«

Gelassen öffnet sie ihr Buch. Sie liest in den Psalmen.

Aber ich bin nicht gelassen. Ich habe sie oft gesehen, und wir sitzen im gleichen Boot, daher fühle ich mich wie ihr Bruder, und mich macht es verrückt, wie man sie behandelt hat. Ihr Arzt hat in ihrem Fall einen schweren Fehler begangen. Das Risiko einer ernsthaften Reaktion auf das Jod ist sehr gering. Da er die Tomografie nicht sachgemäß durchführte, hat er die Krebsdiagnose verzögert und verpatzt. Es besteht eine hohe Chance, daß meine Gefährtin hier es nicht schafft . . . aufgrund einer falschen ärztlichen Entscheidung.

Ich hatte viele Ärzte und deren Angehörige als Patienten. Das fing schon früh in meiner Laufbahn an, als ein sechzigjähriger Arzt mich aufsuchte, um seine alljährliche Grunduntersuchung machen zu lassen. Wir hatten uns im Krankenhaus beim Frühstück kennengelernt, und er muß von meiner Jugend und meiner Ausbildung beeindruckt gewesen sein. Ich fühlte mich geschmeichelt. Ich hatte genügend Zeit, ihn gründlich zu untersuchen, aber statt sehr sorgfältig und genau seine Krankengeschichte aufzunehmen, plauderten wir in der Cafeteria bei einem Kaffee. Immerhin, so dachte ich, ist er Arzt. Ich brauchte ihm keine peinlichen Fragen zu stellen; er wird schon wissen, was er mir mitteilen muß, wenn es irgendwelche Probleme gibt.

Zwei Tage später starb er in seiner Praxis an einem Herzanfall. Ich hätte sein Herzproblem mit Sicherheit erkannt, wenn ich ihn sorgfältig befragt hätte. Von da an behandelte ich Ärzte und deren Angehörige wie andere Patienten auch. Es gab keine Ausnahmen. Ich bestand darauf, alle Rezepte selbst auszustellen, verlangte, daß sie mir von allen Veränderungen berichteten und sich regelmäßig bei mir einfanden.

Doch selbst diese Vorsichtsmaßnahmen schienen nicht immer auszureichen. Dr. Hamstead bat mich, seine Frau zu untersuchen, als sich bei ihr Gelenkrheuma entwickelte. Sie war gerade erst Mutter geworden, aber trotz ihrer dreißig Jahre wirkte sie alt. Schon morgens beim Aufstehen fühlte sie sich steif und voller Schmerzen, ihre geschwollenen Finger sahen aus wie Würstchen, und sie war müde, noch ehe der Tag begonnen hatte.

Mrs. Hamstead war eine intelligente Frau und schien alles zu verstehen, was ich ihr sagte – wie wichtig körperliche und seelische Ruhe und regelmäßige, bestimmte Übungen seien. Dann verschrieb ich ihr Aspirin. Ich erklärte ihr, daß im Frühstadium der Krankheit man meistens zu ganz normalem Aspirin greife, doch es sei wichtig, daß diese simple Medizin in genauen Dosierungen eingenommen würde. Um sicherzugehen, daß kein Irrtum vorkam, schrieb ich auf das Rezept:

»Aspirin, alle vier Stunden drei Tabletten,
oder:
Wenn Ihr Magen das nicht verträgt, Aspirindragees,
oder:
Wenn Sie die Sprudeltablettenform vorziehen,
ebenfalls alle vier Stunden drei Tabletten.«

Meine Handschrift ist typisch für Ärzte – unleserlich. Daher schrieb ich dieses Rezept in Druckbuchstaben. Und um sicherzugehen, daß sie es genau begriff, las ich es ihr vor.

Als sie eine Woche später wiederkam, war ich hocherfreut

über ihren Anblick. Ihre Hände waren nicht mehr geschwollen. Sie versicherte mir, sie fühle sich wohl, aber sie benahm sich, als sei sie total betrunken. Der Bluttest zeigte einen gefährlich hohen Aspirinspiegel. Was war geschehen? Sie hatte meine Anweisung mißverstanden. Alle vier Stunden hatte sie drei normale Aspirin, drei Dragees und drei Sprudeltabletten eingenommen. Sie muß ein paarmal ihre Medikation vergessen haben, denn sonst wäre sie nicht in der Lage gewesen, noch in meine Praxis zu kommen.

Fünfundzwanzigster Behandlungstag

Heute ist wieder Arzttag, und es ist fast genauso wie bei den vorherigen Malen. Hallo – wie geht es Ihnen? Schnelles Abtasten meines Halses – auf Wiedersehen.

Ich begreife allmählich, warum Patienten von meinem Berufsstand frustriert sind: Fünfundzwanzig Dollar für ein rasches Hallo und Auf Wiedersehen. Aber den Arzt verstehe ich auch. Wenn man jeden Tag zwanzig bis dreißig Patienten untersucht, wird alles zur Routine. Es liegt am Patienten, die Aufmerksamkeit auf Probleme zu lenken, doch der hat Angst, etwas zu sagen, weil er den großen Meister vielleicht ärgert. Und dann gibt es die Fragen, die wir alle lieber vermeiden, weil wir Angst vor der Antwort haben: »Ich weiß es nicht.« Wer will schon einen Arzt, der etwas nicht weiß?

Sechsundzwanzigster Behandlungstag

Ich bin um neun Uhr in der Strahlenabteilung, aber das Wartezimmer ist leer.

»Nicht viel los heute?« frage ich.

»Sie hätten vor ein paar Minuten hier sein sollen«, antwortet die Schwester.

»Um wieviel Uhr fangen Sie an?«

»Um sieben.«

»Sieben? So früh?«

»Manche Patienten kommen vor der Arbeit. Wir haben einen Mann hier, der jeden Morgen fünfzig Meilen hierherfährt. Er fährt um sechs von zu Hause fort und ist um acht bei seiner Arbeitsstelle.«

Ich fühle mich schuldig. Ich habe seit Beginn der Behandlung nicht gearbeitet.

Im Bestrahlungsraum werde ich von der Assistentin begrüßt: »Heute wird Ihre Sitzung etwas länger dauern. Wir machen zuerst eine Aufnahme von Ihrem Kehlkopf, um zu sehen, ob wir das Ziel auch richtig treffen.«

»Ich dachte, das wäre alles am ersten Tag festgelegt worden, als Sie das Gerät einstellten und mich tätowierten.«

»Ja«, erklärt sie, »aber manchmal verändert sich die Stelle aufgrund von Gewichtsverlust und einfach der Zeit.«

Von was redet sie? Das ist doch verrückt und völlig unsinnig! Wenn sich meine Tätowierungen verschoben haben, heißt das, sie haben die falsche Stelle bombardiert. Sie haben meine Stimmbänder, den Krebs, gar nicht getroffen. Aber sie können den Irrtum nicht wiedergutmachen, denn meine Haut hat bereits die Höchstdosis an Strahlen erhalten, die sie vertragen kann. Ich sage: »Was soll es denn nützen, wenn man es weiß? Sie können mir keine weiteren Strahlen verabreichen, um den Irrtum zu korrigieren, oder?«

»Das stimmt, aber wenn wir das Ziel verfehlt haben, wissen wir wenigstens, warum die Therapie versagt.«

Sie schießt die Aufnahme. »Sie müssen warten, bis Dr. Reed sie gesehen hat, ehe ich Sie behandeln kann«, sagt sie und verläßt den Raum.

Ich liege wie erstarrt auf dem harten Tisch. Ich schließe die Augen, um die Wirklichkeit auszublenden. Ich versuche, mich auf meine Patienten, meine Frau, meine Enkel zu konzentrieren, aber ohne Glück. Die Zeit vergeht sehr, sehr langsam.

Endlich kommt sie wieder. »Genau getroffen«, sagt sie fröhlich und beginnt mit der Bestrahlung.

Ich bin sehr wütend auf meine Ärzte. Was nützt es denn, zu wissen, daß man die falsche Stelle bestrahlt hat? Ich verstehe nicht, warum sie das nicht früher überprüft haben. Diese Untersuchung geschieht nicht zu meinem Besten, sondern für irgendeine Statistik, um festzustellen, warum die Behandlung bei mir versagte.

Aber dennoch will ich sie nicht gegen mich aufbringen, weil ich weiß, daß die meisten Ärzte den Respekt und die Anerkennung ihrer Patienten brauchen. Sie können mit plötzlich ausbrechender Feindseligkeit nicht gut umgehen. Ein erfahrener Arzt ist sich bewußt, daß eine schlechte Nachricht Wut auslösen kann. Statt abrupt damit herauszuplatzen, daß ein Patient hohen Blutdruck oder Magengeschwüre hat, sagt der Arzt daher vielleicht: »Sie haben die Bankierskrankheit, hohen Blutdruck«, oder: »Wie alle hohen Tiere in der Wirtschaft haben Sie ein Magengeschwür.«

Jeder Medizinstudent träumt von dem Tag, an dem er oder sie eine Privatpraxis eröffnen und nur noch brillante Diagnosen stellen wird. Der Patient hat schon Dutzende anderer Ärzte konsultiert, die an seiner seltsamen Krankheit herumrätselten, aber der Medizinstudent übertrifft sie am ersten Tag seiner Praxis alle. Er stellt die Diagnose, der Patient ist ihm auf ewig dankbar, der Ruf des neuen Arztes ist gefestigt und sein Erfolg garantiert. Doch das wirkliche Leben ist anders. Patienten sind nie besonders glücklich oder dankbar, besonders nicht, wenn die Diagnose schlecht ist oder die Aussichten trübe sind.

In meinen Anfangstagen als Arzt war ich sehr geschmeichelt, als der Oberarzt des Krankenhauses mich zum Mittagessen einlud – unter vier Augen. Beim Essen erfuhr ich den Grund: Ein reicher, wichtiger Patient hatte eine nicht zu diagnostizierende Krankheit. Vielleicht konnte ich als junger Arzt, der gerade erst seine Ausbildung abgeschlossen hatte, helfen.

Der Oberarzt schilderte mir während des gesamten Essens die Krankheit des Patienten aufs ausführlichste. Ich lauschte und wurde immer fröhlicher. Meine Träume würden in Erfüllung gehen. Ich wußte bereits die Antwort. Ich wußte sie, denn ich war an der Mayo-Klinik ausgebildet worden und hatte ähnliche Fälle aus der ganzen Welt behandelt.

Der Patient hatte die Buergersche Krankheit, einen seltenen Zustand, der die Arterien und Venen der Extremitäten befällt. Unbehandelt kann diese Krankheit zu Brand und zum Verlust der Gliedmaßen führen. Die Krankheit wurde zuerst von Dr. Buerger beschrieben, der damals glaubte, sie befalle ausschließlich jüdische Männer, aber inzwischen weiß man, daß sie bei allen Rassen und Religionen vorkommt. Da Buerger am Mount Sinai-Krankenhaus in New York praktizierte, waren seine Patienten alle Juden – daher sein ursprünglicher Irrtum.

Ich besuchte den fraglichen Patienten am gleichen Abend im Krankenhaus. Mit seiner Vorgeschichte hielt ich mich nicht sehr lange auf. Immerhin hatte ich die Mittagspause damit verbracht. Eine rasche Untersuchung bestätigte meinen Verdacht, und ich teilte dem Patienten die Diagnose mit.

Bescheiden erzählte ich Dee später an diesem Abend die Geschichte. »Heute habe ich die Buergersche Krankheit bei einem sehr wichtigen Geschäftsmann diagnostiziert. Keiner hat das hier können. Mein Ruf ist begründet. Ich bin ein Erfolg. Morgen sitzt die Praxis voller Patienten.«

Ich hatte unrecht. Ich habe nie wieder von dem Patienten gehört, noch ihn wiedergesehen. Monate später bezahlte seine Frau die Rechnung.

»Was ist passiert?« fragte ich.

»Es ist mir peinlich, es zu sagen«, antwortete sie. »Er weigert sich, Ihre Rechnung zu zahlen. Ich begleiche sie aus meiner Tasche.«

»Er ist wohl sehr geizig?«

»Nein«, fuhr sie fort, »er haßt Sie. Er sagte, ehe Sie daherkamen, ging er nur zu den besten Ärzten der Stadt. Niemand wußte die Antwort, aber Sie haben innerhalb von fünf Minuten die Diagnose gestellt. Er meint, wie alle Juden seien Sie zu clever, und schlimmer noch, sie hätten ihm eine jüdische Krankheit eingeredet. Er hat aber kein jüdisches Blut in der Familie. Er weigerte sich, Ihnen die Rechnung zu zahlen, und er will Sie nie wieder sehen.«

Siebenundzwanzigster Behandlungstag

Im Wartezimmer gibt es drei Kästen. In einem befindet sich Spielzeug für Kinder, im zweiten liegen neuere Magazine – nicht schlecht für ein Krankenhaus. In der dritten Kiste findet man die Broschüren der Amerikanischen Krebshilfe.

Letztere zu lesen habe ich bislang vermieden, aber heute bin ich optimistisch. Ich suche mir vorsichtig eins der Heftchen heraus, das über Brustkrebs. Das ist für mich am sichersten. Ich spähe hinein. Es klingt nicht zu bedrohlich. Nichts kann mich verletzen. Als ich den Artikel über Radiotherapie lese, begreife ich deutlicher, daß es viele verschiedene Formen von Strahlen gibt, zum Beispiel außer den natürlichen auch künstliche – manche das Ergebnis der atomaren Forschung, die in der Krebstherapie noch nicht ausprobiert worden sind.

Endlich habe ich den Mut, das Heft über Kehlkopfkrebs zu lesen. Da heißt es, daß fünfundachtzig Prozent aller Fälle fünf Jahre nach der Therapie noch am Leben sind. Fünfundsiebzig Prozent leben auch zehn Jahre später noch. Wo stehe ich also? Welchen Sinn ergeben diese Zahlen für mich? Die Lebenserwartung für einen Mann wie mich beträgt noch weitere neun Jahre. In dieser Statistik aber heißt es, daß fünfundsiebzig Prozent der Fälle auch nach zehn Jahren noch leben. Heißt das, daß ich wegen meines Kehlkopfkrebses ein Jahr länger leben werde?

Ich grüble darüber nach, wie man Statistiken am besten deutet. Im Zweiten Weltkrieg landeten wir mit der ersten Division in Oran, in Nordafrika. Monate nach der Invasion bekamen wir Zeitungen von zu Hause. Eine Schlagzeile lautete: »Amerikaner verlieren bei der Afrika-Invasion 100 Mann.« Das stimmt, dachte ich, aber für diese hundert Männer und ihre Familien betrug die Sterblichkeitquote hundert Prozent. Und welche Statistik trifft auf mich zu?

Als ich nach Hause komme, wartet Tante Emma auf mich. Emma steht in dem Ruf, ununterbrochen zu reden, und heute wird sie diesem Ruf gerecht. Da meine Stimme versagt, kann ich nur in den entsprechenden Pausen nicken oder den Kopf schütteln. Schließlich blickt sie auf die Uhr und entschuldigt sich. »Ich habe gar nicht gemerkt, wie spät es ist.«

Ich begleite sie zur Tür. »Weißt du«, sagt sie, »das ist die beste Unterhaltung, die wir je miteinander hatten.«

Ich habe schon andere einseitige Unterhaltungen erlebt. Als ich Alvin Coll kennenlernte, war er fünfundfünfzig und hatte das wettergegerbte Gesicht eines im Freien arbeitenden Menschen. Sein auffallendster Zug war seine Hasenscharte, und er sprach so undeutlich, daß ich ihn nur schwer verstehen konnte. Seine Untersuchungen und Tests ergaben nichts, und erst nach vier Konsultationen begriff ich, daß er kurzatmig war und nach Anstrengungen oder emotionalem Streß Schmerzen in der Brust hatte. Aufgrund dieser Informationen beschloß ich, er habe eine Herzkrankheit, Angina pectoris, und verschrieb ihm Nitroglycerin-Tabletten.

Nachdem ich ihn ein Jahr lang behandelt hatte, sagte er: »Doktor, dank Ihnen geht es mir gut. Ihr Rat hat mich gesund gemacht.«

Ich war verblüfft: »Was habe ich Ihnen denn geraten?«

»Ich habe den Hof verkauft, genau, wie Sie gesagt haben.«

Ich hatte gar nicht gewußt, daß er einen Hof besaß.

Achtundzwanzigster Behandlungstag

Heute hängt in der Röntgenabteilung ein Zettel: AM LABOR-DAY KEINE BEHANDLUNG. Wieder eine Verzögerung. Ich soll dreißig Bestrahlungen bekommen. Wenn sie mir jeden Tag eine verabreichen würden, wäre die Sache in vier Wochen vorbei, aber die Wochenenden und Feiertage dehnen die Therapie auf über sechs Wochen aus.

Ein Problem wie dieses scheint vielleicht unwichtig, aber als Arzt weiß ich um die möglichen Folgen für den Patienten, die eine Verzögerung der Behandlung nach sich ziehen kann. Zum erstenmal seit meiner Erkrankung habe ich nun den Mut, etwas über Kehlkopfkrebs zu lesen. Ein Autor empfiehlt, die Stimmbänder zu operieren und nicht mit Strahlen zu behandeln. Ich wünschte, ich hätte es nicht gelesen. Die meisten Patienten akzeptieren die Empfehlungen ihres Arztes fraglos, aber in den letzten Jahren hat sich auch das geändert. Ich habe mich lange ebenso verhalten, aber mein Problem ist, daß ich es immer besser weiß.

Selbst hochberühmte Wissenschaftler machen manchmal Fehler. 1940 wurde der Nobelpreis für Medizin an einen Chirurgen verliehen, der die frontale Lobotomie für Schizophrene einführte. Im Verlauf der Jahre fand man heraus, daß die so operierten Patienten nur vorübergehend geheilt waren und es ihnen dann viel schlechter ging als denjenigen, die unbehandelt blieben. Wenn ein Arzt heute wagte, eine solche Operation durchzuführen, würde er es verdienen, geteert und gefedert zu werden.

Ärzte ändern immer wieder ihre Meinung. Behandlungsmethoden wechseln wie die Mode von einem Jahr zum anderen. Eine Generation lang wurde Östrogen, das weibliche Hormon, eingesetzt, um Symptome der Wechseljahre zu lindern. Dann kam das Östrogen aus der Mode, denn man fürchtete, es könne Brust- oder Uteruskrebs verursachen. Jetzt kommt es wieder auf, weil ein Östrogenmangel Osteoporose, die Glasknochenkrankheit, verursachen kann. In einer Ausgabe einer unserer angesehensten medizinischen Fachzeitschriften standen neulich zwei Artikel über Östrogen. Einer, von einem Spezialisten geschrieben, behauptete, daß Östrogen Herzkrankheiten verursache, während der andere, von einem ebenso angesehenen Experten verfaßt, die Ansicht vertrat, Östrogen verhindere Herzkrankheiten.

Ich bin verwirrt. Ist die Strahlenbehandlung richtig, oder hätte man mich besser operiert? Ich kann meinen Ärzten keine Schuld geben. Ich habe nie irgendwelche Fragen gestellt. Und wenn ich es getan hätte, wie wäre ich zu einer logisch begründeten Entscheidung gelangt? Und ich bin immerhin ein Fachmann. Man kann sich vorstellen, wie dieses Problem einem Laien zu schaffen macht.

Als Mary Dove mich konsultierte, verschrieb ich ihr Östrogen. Sie stellte meine Entscheidung in Frage; mich ärgerte das.

Sie hatte mir ihre Symptome beschrieben: Hitzewellen, stets den Tränen nahe, Stimmungsumschwünge, alles typische Symptome der Wechseljahre. Ich wußte keine bessere Behandlung als die mit Östrogen, aber Zeitungsartikel und Berichte in Frauenzeitschriften befaßten sich ebenfalls mit dem Problem Östrogen. Die Patientinnen wurden rebellisch, sie wagten es, Fragen zu stellen.

Mary Dove reagierte auf ihr Rezept so: »Ich glaube nicht, daß ich das nehmen sollte. Ich habe gelesen, daß Hormone Krebs auslösen.«

»Ich kenne die Berichte«, antwortete ich, »aber Sie hatten eine Hysterektomie, daher brauchen Sie sich um Uteruskrebs keine Gedanken zu machen, und das Brustkrebsrisiko ist minimal. Sie haben jetzt Probleme, und ich weiß nichts, was Ihnen sonst helfen würde.«

»Ich weiß es nicht.« Sie zögerte und wollte das Rezept nicht mitnehmen.

Ich wollte den Raum verlassen, dachte dann über das Problem nach und reichte ihr das Rezept mit den Worten: »Wissen Sie was, das verschreibe ich meiner eigenen Frau auch. Wollen Sie es nehmen?«

»Nein«, antwortete sie nachdrücklich.

»Und warum nicht?«

»Sie könnten bei ihr den gleichen Fehler begehen wie bei mir. Außerdem habe ich keine Ahnung, wie Sie über Ihre Frau denken.«

Es gab damals in der Tat eine Menge unbeantworteter Fragen hinsichtlich Östrogen. Sie bestehen immer noch. Warum war ich so sicher, daß die Patientin unrecht hatte?

Jetzt erhalte ich ebenfalls widersprüchliche Informationen über meine Behandlung, und ich kann nicht viel dagegen tun. Aber jetzt habe ich mit der Strahlentherapie begonnen und kann nicht mehr zurück.

Wochenende: Sonntag

Sonntagabend kann ich die Langeweile nicht mehr aushalten, und wir gehen ins Kino, wo wir Dr. Russ Cass treffen, einen Urologen, der etwa fünfzehn Jahre jünger ist als ich. Ich würde ihn gern meiden, aber er hat mich schon gesehen.

»Dr. Ed«, ruft er durch den Kinovorraum, »wie geht es Ihnen? Ich habe Sie länger nicht gesehen!«

Meine Stimme verrät mich sofort, daher gebe ich mein Problem besser zu. Dann flüstere ich: »Warum Dr. Ed? Nennen Sie mich doch einfach Ed.«

»Oh, das könnte ich nicht. Sie sind für mich eine viel zu große Autorität, als daß ich Sie so vertraulich anreden könnte. Ich kann Sie nur Doktor nennen. Ich erinnere mich noch gut an meine Studententage, als Sie einer der besten Professoren waren.«

Alter Angeber, denke ich, er will, daß ich ihm Patienten überweise. Aber ich sage natürlich nicht, was ich denke, sondern frage statt dessen: »An was erinnern Sie sich?«

Zuerst zögert er, doch dann lautet die Antwort: »Am besten erinnere ich mich an Regeln wie: ›Richtet keinen Schaden an. Wenn ihr nicht wißt, was nicht stimmt, behandelt nicht. Wenn der Patient Behandlung verlangt und es keine gibt, übt man geschickt Nichtbehandlung aus.‹ Und das habe ich ebenfalls nie vergessen: ›Achtzig oder neunzig Prozent aller Patienten würden auch ohne einen Arzt oder eine Medizin wieder gesund‹.«

»Alles alte Kamellen«, antworte ich. »Nichts Originelles, solche Sätze benutzt jeder Professor.«

»Vielleicht, aber ich erinnere mich immer noch an Ihre Vorlesung über unerwartete und verzögerte Nebenwirkungen von Medikamenten. Das war klassisch.«

Der Film beginnt, und wir müssen unsere Unterhaltung beenden. Der Film ist jedoch so langweilig, daß er mich nicht ablenkt. Ich denke an Dr. Cass. Er war ein durchschnittlicher Student, doch seine Praxis läuft gut. Die Patienten mögen ihn, weil er fröhlich, gesellig und optimistisch ist. Seine Kollegen überweisen Fälle an ihn, nicht, weil er der beste Arzt ist, sondern aus den gleichen Gründen, aus denen seine Patienten ihn aufsuchen. Zu den Arztkollegen verhält er sich freundlich, lobend und unbedrohlich. Er hat das Geschick, immer nach einem Essen im Restaurant als erster nach der Rechnung zu greifen, und seine Weihnachtsgeschenke sind sehr großzügig.

Doch diesmal hat er mit seinem leutseligen Stil ein Selbsttor geschossen. Er hat mich an meine Vorlesung über die Toxizität von Medikamenten erinnert, und an dieses Thema denke ich nicht gern. Man kann unmöglich vorhersagen, welcher Patient auf ein Medikament eine negative Reaktion zeigen wird, da jeder Mensch biologisch einzigartig ist. Ich hatte zum Beispiel einmal einen Patienten, der an einer Aspirintablette starb, weil er gegen alles allergisch war.

Die meisten Medizinstudenten werden zu Hypochondern. Das Problem habe ich selbst nie gehabt, aber bei meinen Kindern denke ich immer an das Schlimmste, und ich habe oft den Fehler begangen, viel zu früh zu behandeln. Als mein zweiter Sohn Jim fünf war, bekam er Fieber. Damals war ich noch dumm genug, meine Angehörigen selbst zu behandeln. Jim reagierte nicht auf das Penicillin, daher gab ich ihm ein neueres Antibiotikum. Der Junge wurde gesund, aber in der gleichen Zeit gab Dr. Karr, ein Kollege, seinem Fünfjährigen das gleiche Medikament. Der Junge starb. Das Medikament zerstörte sein Knochenmark.

Inzwischen mache ich mir keine Sorgen mehr über die kurzfristigen Nebenwirkungen der Strahlenbehandlung. Ich habe es fast geschafft. Sorgen machen mir nun die langfristigen Wirkungen. Der Mensch wurde nicht dazu geschaffen, Medikamente einzunehmen. Alle Medikamente und andere ärztlichen Behandlungen haben vielleicht verzögerte oder unbekannte Nebenwirkungen. Es ist, als verlangten die Götter schließlich den Preis dafür, daß wir uns in den natürlichen Ablauf des Lebens eingemischt haben.

Aspirin gibt es seit 1898, und seitdem wurden Millionen von Tonnen davon eingenommen. Generationen lang haben Eltern ihren Kleinkindern bei Erkältungen und Fieber Aspirin gegeben. Erst jetzt haben wir herausgefunden, daß

Aspirin gefährlich sein kann. Erst jetzt wissen wir, daß in seltenen Fällen Aspirin bei Kindern mit Fieber eine tödliche Krankheit auslösen kann.

Gelenkrheuma, mein Spezialgebiet, ist sehr schwer zu behandeln. Ein Mittel hilft vielleicht einem Patienten, aber nicht auch dem nächsten. In den sechziger Jahren probierte man ein Medikament, das man sonst bei Blutkrebs einsetzt, bei Gelenkrheumatismus aus und erzielte überraschende Erfolge. Die neue Behandlung schlug bei Fällen an, die bis dahin auf nichts reagiert hatten. Das Problem war, daß ein paar Jahre später die Patienten, von der Arthritis geheilt, an Krebs starben, ausgelöst von diesem Medikament.

Manchmal kann ein Mittel, das man einer Generation verschreibt, erst bei der nächsten Generation Folgen zeigen. Vor Jahren gab man Schwangeren, denen eine Fehlgeburt drohte, ein bestimmtes Medikament. Die Töchter, die diese Frauen zur Welt brachten, waren normal und gesund, aber als diese Kinder in die Pubertät kamen, entwickelten viele Genitalkrebs aufgrund des Östrogens, das man ihren Müttern verabreicht hatte.

Die Frage, die mich heute bewegt, lautet: Wenn ich überlebe und die Strahlen heilen meinen Krebs, werde ich später an einer Krankheit sterben, die die Strahlen verursacht haben?

Niemand kann mir diese Frage beantworten, aber ich weiß aus Erfahrung, daß man nichts im Leben geschenkt bekommt. Wir verletzen ein Naturgesetz, wenn wir in den natürlichen Verlauf einer Krankheit eingreifen.

Montag

An diesem Feiertagswochenende habe ich drei Tage hintereinander keine Behandlung, und ich fühle mich im Stich gelassen. Portland ist wie ausgestorben. Jeder ist ans Meer oder in die Berge gefahren. Im Sommer ist das Klima hier perfekt – warme, trockene, sonnige Tage und kühle Nächte

– aber nach dem Labor-Day-Wochenende, wenn die herbstliche Regenzeit beginnt, wird es viele nasse, wolkige Tage und bis zum nächsten Sommer nur wenig Sonne geben.

Unsere Freunde und Angehörigen haben die Stadt auf einen letzten Ausflug verlassen. Die Küste von Oregon liegt nur anderthalb Fahrtstunden entfernt. Es wird tagsüber warm, morgens ist es dunstig, Wellen klatschen auf die Felsen am Ufer. Ich könnte am Strand spazierengehen und in einem der kleinen Restaurants am Ufer Krabben oder Muscheln schlemmen. Ich würde mit meiner Familie hinausfahren, wenn ich nicht krank wäre.

Ich bin sehr unruhig, daher bitte ich Dee, mit mir eine Spazierfahrt zu machen. Unser Haus liegt nur zehn Minuten vom Stadtkern entfernt, doch wir leben sehr ländlich: Uns umgeben hohe Fichten und bewaldete Hügel. Der Weg ins Stadtzentrum führt uns dreihundert Meter tiefer über eine schmale, kurvenreiche Straße, von wo aus wir einen Blick auf schneebedeckte Berge haben. Dann sehen wir die Stadt unter uns, durchschnitten vom Williamette-River. Wegen des Feiertags herrscht kaum Verkehr. Doch selbst in der Woche haben wir keine größeren Verkehrsprobleme. Heute scheint alles jedoch besonders leer. Zwischen unserem Haus und der Stadtmitte zähle ich kaum zehn Autos. Und unten kann ich ausnahmsweise einmal parken, wo ich Lust habe. Ein einsamer Bus fährt über die Hauptstraße, und vor den Hotels parken ein paar der Stadtbesichtigungsbusse. Man sieht aber nur wenige Fußgänger, und alle Geschäfte sind geschlossen.

Ich habe den starken Wunsch, meine Praxis zu besuchen. Seit sechs Wochen bin ich nicht dort gewesen. Die Straße ist ebenso verlassen wie das Zentrum. Meine Praxis liegt in einem einstöckigen Ziegelgebäude neben einem Restaurant, Roses, das meine Schwiegermutter gegründet hat. Ich fühle mich sehr nostalgisch und frage mich, ob ich jemals hierher zurückkehren werde. Dreißig Jahre lang habe ich an jedem Arbeitstag hier bei Rose zu Mittag gegessen. Auch als meine

Schwiegermutter das Restaurant verkauft hatte, reservierte der neue Besitzer immer einen Tisch für die Praxis. Beim Mittagessen gesellen sich mein Bruder, meine Söhne, meine Neffen und meine Partner zu mir. Wir essen einfache Gerichte. Wichtiger sind die Kameradschaft und die Gespräche. Wir diskutieren Problemfälle, erzählen uns den neuesten Witz. Niemand spricht laut, und Streit ist völlig unbekannt. Das ist nicht Stil der Rosenbaums. Ich sitze dem Mahl vor wie ein stolzer Patriarch. Wie viele Menschen in der Welt können schon in Frieden mit ihrem Bruder, den Söhnen, Neffen und Partnern zusammensitzen? Und jetzt soll das alles plötzlich vorbei sein?

Neunundzwanzigster Behandlungstag

Meine Therapie ist fast beendet, doch statt weniger ängstlich zu werden, bin ich angespannter als je zuvor. Als man mir mitteilte, ich habe Krebs, fiel ich in eine Art Schockzustand. Als der Arzt versuchte, mich zu beruhigen, dachte ich: »Mach mir nichts vor! Das sage ich auch immer, wenn ich meinen Patienten eine schlechte Nachricht beibringen muß. Auch wenn ich weiß, daß sie sterben werden, gebe ich ihnen Hoffnung und eine Aussicht auf Heilung.«

Mit jedem Tag hatte ich mich von diesem Schock mehr erholt und wurde vom täglichen Ritual eingelullt. Meine Stimme hat sich so verschlechtert, daß ich nur noch flüstern kann. ich trage seit einiger Zeit stets eine Polizeipfeife um den Hals, damit ich reagieren kann, wenn Dee mich ruft. Ich habe Dr. DuVall, der die Diagnose stellte, seit der Operation nicht mehr gesehen. Der Radiologe, Dr. Reed, untersucht mich einmal in der Woche, nimmt sich aber nicht viel Zeit dazu. Doch der Tag des Jüngsten Gerichts ist nahe, und ich habe Angst vor der Untersuchung und den Worten: »Die

Strahlentherapie hat nicht angeschlagen. Wir müssen operieren.« Wie ein Angeklagter vor Gericht stehe ich kurz vor dem Punkt, an dem die Geschworenen mit einem Urteil hereinkommen. Kein Wunder, daß ich angespannt bin. Niemand spricht mit mir, und die Unterbrechung durch den Feiertag hat meine Stimmung auch nicht gerade gebessert.

Es ist der Tag nach dem Labor-Day, und ich bin im Krankenhaus, um meine Therapie wieder aufzunehmen. Während des Sommers waren die Gänge im Krankenhaus immer leer. Jetzt wimmeln sie von Menschen. Kleine Gruppen von Studenten stehen plaudernd herum. Ich erkenne sie als Praktikanten, denn sie tragen weiße Jacketts und haben ein Stethoskop um den Hals.

Heute kommen sie zum erstenmal mit der Wirklichkeit in Berührung – mit einem lebendigen Patienten! Ich höre ihnen zu, als wir auf den Fahrstuhl warten.

Die Studenten benutzen begeistert ihr neues Vokabular.

Für sie ist das alles sehr neu und aufregend. Für den Patienten ist es sehr erschreckend.

Es ist zwar viele Jahre her, seit ich selbst Student war, aber ich erinnere mich noch, wie stolz ich auf das weiße Jackett und das Stethoskop war. Die vorangegangenen Jahre hatte ich im Labor mit Büchern und Tieren zugebracht. Im praktischen Jahr durften wir auf die Stationen zu den Patienten. Da wurden wir in die Geheimnisse jener exklusiven, angesehenen Profession eingeweiht. Die Ärzteausbildung zielte damals darauf ab, Diagnosen zu stellen. Der Behandlung widmete man viel weniger Zeit. Wenn ein Patient starb, stritten wir uns um die Erlaubnis seiner Familie, eine Autopsie vornehmen zu dürfen. Der Student mit den meisten Genehmigungen bekam einen Preis.

Die Untersuchung von Körpergewebe nach dem Tod ist ein eindeutiger Weg, die korrekte Diagnose zu stellen. Damals erwartete man selbst von den besten Ärzten nicht mehr, als nur bei der Hälfte der Fälle richtig zu liegen. Moderne

Autopsiestudien zeigen, daß in den besten Krankenhäusern gute Ärzte bei einem von vier Patienten die falsche Diagnose stellen, und in einem von zehn Fällen hätte der Patient überlebt, wenn die richtige gestellt worden wäre. In manchen Krankenhäusern liegt die Fehlerquote bei fast vierzig Prozent, kaum höher als in meinen Anfangstagen. Der Einsatz moderner Diagnosetechniken bedeutet nicht, daß das Urteil eines guten Arztes damit überflüssig geworden ist. Wenn man sich auf solche Prozeduren zu sehr verläßt, wiegt man sich in einem Gefühl falscher Sicherheit, und das führt zu Fehldiagnosen.

Am Anfang des Medizinstudiums lernt ein Arzt, daß er nicht alles wissen kann; das Gebiet ist zu umfangreich und zu kompliziert, und manche Fehler sind unvermeidlich. Man kann nur hoffen, daß man sie nicht wiederholt. Ein Arzt, der niemals einen Fehler zugibt, ist ein gefährlicher Narr.

Diese Lektion hat mir Lucy Candrel beigebracht. Sie war eine Frau mittleren Alters, die sich über Muskelschmerzen, geschwollene Gelenke und Müdigkeit beklagte. Ich behandelte sie fünf Jahre lang unter der Annahme, sie hätte systemischen Lupus Erythematosus. Doch das Problem bei der Diagnose dieser Krankheit ist, daß der Labortest an einem Tag positiv ist, am nächsten negativ. Ich hatte die Anfangsdiagnose aufgrund der Beschreibung der Patientin gestellt, nicht aufgrund solider Laborergebnisse. Sie sprach auf Kortison an, die Standardbehandlung in solchen Fällen, aber über einen längeren Zeitraum hinweg ergeben sich bei diesem Medikament schwere Nebenwirkungen. Jedesmal, wenn ich die Dosis veringern oder absetzen wollte, wehrte sich Lucy. Ich machte mir um sie Sorgen. Ich verschrieb ihr ein anderes Mittel, ich war mir der Diagnose nicht hundertprozentig sicher, und ich konnte die Behandlung nicht abbrechen.

Nach einiger Zeit klagte die Patientin über stärkere Schmerzen. Ich weigerte mich, ihr weiter Kortison zu verschreiben, denn das hätte sie umgebracht. Ich schlug ihr auch Kodein ab, denn wenn man bei chronischen Schmerzen Narkotika verschreibt, führt das leicht zu Abhängigkeit.

Eines Nachts bekam ich einen Anruf von der Notaufnahme des Krankenhauses. Lucy verlangte nach ihren Schmerzmitteln. »Weist sie ein«, ordnete ich an.

Die nächste Woche verbrachte sie im Krankenhaus mit zahlreichen Röntgenaufnahmen, Labortests und mit Spezialisten. Es gab keine Beweise für ihre Krankheit. Eines Morgens stellte ich bei der Visite ihren Fall den Studenten vor und sagte zu den jungen Ärzten: »Das ist ein gutes Beispiel, wie ein Patient keine Krankheit haben und noch die besten Ärzte an der Nase herumführen kann – typische Überbehandlung.« Ich hatte jedoch beschlossen, alle Möglichkeiten abzudecken. Ich wollte sie am nächsten Morgen entlassen, ordnete jedoch noch eine Knochenaufnahme an, einen Test, bei dem radioaktives Material in die Adern gespritzt und in den Knochen abgelagert wird.

Der Radiologe rief mich am Nachmittag an. »Die Aufnahme zeigt verbreiteten Krebs in der Hüfte und in der Wirbelsäule.«

Lucy lebte nicht mehr lange. Bei der Autopsie fanden wir einen sehr kleinen, unentdeckten Brusttumor, der sich dort nicht vergrößert hatte, sich aber ausgebreitet und im Skelett festgesetzt hatte.

Trotz allem, was ich weiß, möchte ich, weil ich jetzt Patient bin, daß mein Arzt wie Gott ist. Ich will einfach glauben, daß Ärzte alles wissen.

Ein Patient stellte sich einmal mit den Worten bei mir vor: »Ich habe Gelenkrheuma. Ich habe auf der ganzen Welt nach den besten Ärzten gesucht. Ich war überrascht, als ich an die Amerikanische Rheumagesellschaft schrieb, daß man mich an Sie verwies. Ihre Praxis liegt nur einen Straßenzug von meinem Haus entfernt.«

»Um ganz ehrlich zu sein«, antwortete ich, »wenn ich

Ihre Krankheit hätte, wäre selbst der beste Arzt in der Welt nicht gut genug für mich.«

Tatsache ist, daß ich zwar einen ziemlich guten Ruf in meinem Spezialgebiet habe, aber ich habe noch nie jemanden von Arthritis *geheilt*. Ich habe sicher vielen Leuten geholfen, aber es gab Patienten, die ständig unter unerträglichen Schmerzen litten, und ich konnte nur wenig für sie tun. Habe ich nun bei meiner Krankheit den besten Arzt der Welt? Wer weiß? Und selbst, wenn er der beste ist, kann er mir helfen?

Ich versuche, mich von diesen Problemen abzulenken, indem ich mich auf die Studenten konzentriere. Ich frage mich, ob sie ebenso gut sind wie meine Kommilitonen damals. Für jeden Studienplatz gab es damals drei Bewerber; jetzt sind es weniger als zwei.

Früher waren Frauen beim Medizinstudium eine Seltenheit. Wir waren eine streng abgeschottete Brüderschaft. In meinem Semester gab es keine Mädchen; man hatte sie wohl in die Schwesternausbildung abgedrängt. An den meisten medizinischen Hochschulen gab es drei oder vier Studentinnen, und wenn sie dort einen Platz gefunden hatten, wurden sie sehr belästigt.

Damals herrschte die Regel, im ersten Semester ein Viertel der Studenten bei Prüfungen durchfallen zu lassen. In meinem Jahrgang saßen anfangs 104 im Hörsaal, das Studium beendeten zweiundsiebzig. Wasserscheide war der Anatomiekurs. In einigen Hochschulen wurde die Anfangsvorlesung von einem Anatomieprofessor gehalten. Kernpunkt war, den Studenten beizubringen, was für ein elendes Leben sie in den nächsten vier Jahren haben würden, und dann wurde dem/den Mädchen im Kurs besondere Aufmerksamkeit gewidmet. Sie mußten den Penis sezieren.

Als ich zu praktizieren begann, gab es in einem Kurs von etwa hundert Personen fünf oder sechs Frauen. Nachdem ich Oberarzt in der Rheumaklinik geworden war, begann ich, Sommerkurse für Studenten anzubieten. Einer konnte immer mit mir in der Praxis arbeiten, und wenn ich jetzt darüber nachdenke, habe ich mir fast immer eine Frau ausgesucht. Ich hatte in meiner gesamten Praxiszeit sechs Partner, und drei von ihnen waren Frauen. Eine dieser Kolleginnen bemerkte einmal: »Wissen Sie, Sie und Ihr Bruder, Sie mögen Frauen gern.« Und ich dachte: Wer denn nicht? Aber das war, glaube ich, nur der halbe Grund. Ich glaube, meine Mutter hat mir da irgend etwas eingeprägt. Ich hörte sie so oft sagen: »Ich wünschte, ich wäre Ärztin geworden.« Davon muß ich einiges auf meine Söhne übertragen haben, denn drei von ihnen heirateten Karrierefrauen: eine ist Anwältin, zwei sind Ärztinnen.

Heute sind 35 bis 50 Prozent der Medizinstudenten in den Anfangssemestern Frauen. Die Durchfallquote bei ihnen beträgt ein bis zwei Prozent, und ich hoffe, sie werden nicht mehr veralbert und belästigt. Es ist zum Vorteil aller.

Doch ich frage mich immer noch, wie man Medizinstudenten, ob männlich oder weiblich, aussuchen soll. Rein nach Zufallsprinzipien? Sollten wir Zeugnisnoten ignorieren und jene aussuchen, die uns am sympathischsten sind, oder den zurückhaltenden Akademiker nehmen, der aber unfähig sein wird, mit den Patienten zu kommunizieren?

Die Studenten heute stammen aus einer neuen und sehr anderen Generation. Für meinen Vater war es akzeptabel, sieben Tage in der Woche sechzehn Stunden täglich zu arbeiten. Für mich sind ein Vierzehnstundentag mit Nachtwachen die Regel. Diese neue Meute von Ärzten verlangt einen Zwölfstundentag mit ausreichend Urlaub und freien Tagen. Sie haben recht: Lange Arbeitszeiten führen zu Erschöpfung und Fehlurteilen. Wenn Ärzte andererseits jedoch dauernd die Schicht wechseln, werden Patienten sinnlosen Neuuntersuchungen und Irrtümern ausgesetzt. Die Jungen wollen keine Überstunden mehr leisten, aber ihre Lösung – mehr Freizeit – ist für den Patienten nicht gut. Wenn einer meiner Patienten eine Komplikation entwickelte, schlief ich in der Nacht eben nicht. In Wirklichkeit hoffe ich, daß diese jungen Ärzte genauso schuften müssen wie ich.

Sind sie so gut wie meine Generation? Vermutlich ja. Es gibt neunzig Studenten in dem Kurs, nur wenige können Wunder vollbringen, der Rest wird annehmbar sein, und es wird ein paar darunter geben, die ihren Abschluß schaffen, aber besser nie Arzt geworden wären. Sorge macht nur, daß die Anzahl akzeptabler Kandidaten immer kleiner wird. Die guten Studenten werden von der Computerwissenschaft, der Wirtschaft und dem Rechtswesen fortgelockt, wo sie mehr verdienen. Wenn dies so weitergeht, verschlechtert sich bald die Qualität der medizinischen Versorgung.

Wie wird die Öffentlichkeit den Unterschied feststellen? Ich habe bei der Auswahl meiner Ärzte Fehler gemacht. Ich suchte sie aus, weil sie Freunde waren. Rückblickend weiß ich natürlich, daß ich eine bessere Entscheidung hätte treffen können. Zuerst würde ich an Integrität denken. Bei der Arztwahl treffen wir die blindesten Entscheidungen im Leben. Wir haben keinerlei Vergleichsmöglichkeit. Ich will daher, daß mein Arzt eine integre Persönlichkeit ist. Ich will sicher sein, daß er meinen Vorteil und Nutzen im Auge hat und nicht seinen.

Als nächstes wüßte ich gern über seinen Wissensstand Bescheid. Wo hat er studiert? Hat er Spezialgebiete? Bildet er sich fort? Was halten seine Kollegen von ihm? Wie hat er sich bei der Behandlung meiner Krankheit verhalten?

Erst nach der Beantwortung dieser Fragen befasse ich mich mit seiner Persönlichkeit. Ist er sympathisch? Hört er zu? Kommuniziert er? Passen wir zueinander? Sympathie steht auf meiner Liste ganz oben, aber was nützt sie einem schon, wenn der Arzt keine Ahnung hat? Sind meine Ärzte mir sympathisch? Nicht einmal das weiß ich. Ich habe sehr wenig Kontakt zu ihnen. War ich meinen Patienten sympathisch? Vor ein paar Monaten hätte ich mit einem bestimmten »Ja« geantwortet. Jetzt sehe ich allmählich, daß viel mehr dazu gehört, als ich ihnen gegeben habe.

Ärzte reden gern von Empathie. Manche Ärzte haben sie, andere nicht. Ich glaube, man kann Empathie nicht lernen. Ich war stolz darauf, auch mit den schwierigsten Patienten umgehen zu können. Viele Ärzte bitten problematische Leidende, sich anderswo nach Hilfe umzusehen. Das habe ich nie getan. Wenn ein Kranker schwer zu behandeln war, nahm ich immer an, es sei meine Schuld. Ein kranker Mensch ist ängstlich und besorgt. Ich war gesund. Die Anpassung mußte daher von mir geleistet werden, und das habe ich immer versucht.

Arthur Brown, ein Anwalt aus Portland, stammte aus einer Familie, in der immer nur gebrüllt wurde. Er war überzeugt, nur so schüchtere man seine Gegner ein. Das klappte vor Gericht auch sehr gut, aber die Ärzte der Stadt haßten ihn, weil er so unvernünftig und anspruchsvoll war. Er kam nur zu mir, weil alle anderen Ärzte nicht mehr mit ihm fertig wurden. Sein Problem war eine gewöhnliche Erkältung. Er kam morgens in meine Praxis, und gegen Mittag schrie er durchs Telefon: »Ich war heute morgen bei Ihnen. Ich habe Ihre verdammte Rechnung in bar bezahlt. Und ich bin immer noch erkältet.«

Ich blieb ruhig. »Wir sind wie Rechtsanwälte«, sagte ich. »Wir brauchen ein wenig Zeit.«

Er lachte und verabredete einen Termin für seine Mutter. Sie war schlimmer als er, aber wir kamen so gut miteinander aus, daß ich zu ihrem achtzigsten Geburtstag eingeladen wurde.

Als mein Neffe Bob bei uns in der Praxis anfing, übertrug ich ihm eine unserer Patientinnen. Er verbrachte eine Stunde mit ihr und kam dann schwitzend aus dem Sprechzimmer. »Ich kann mit ihr nichts anfangen, Onkel Ed«, sagte er. »Ich weiß nicht, warum du dir so was aufhalst.«

Ich ging zu der Patientin und konnte sie in ein paar Minuten beruhigen. Sie lächelte, als sie auf den Gang trat, aber Bob sah sie stirnrunzelnd an. »Warum können Sie nicht wie Ihr Onkel sein?« fragte sie. »Es hat bei ihm nur ein paar Minuten gedauert, bis er mir sagen konnte, was nicht stimmt.«

Bob lachte später über mein sogenanntes »Charisma«, womit er vermutlich ausdrücken wollte, daß ich mit Menschen umgehen kann. Ich konnte mit ihnen mitfühlen, sie verstehen. Aber nun bin ich selbst Patient, und ich weiß, daß man nicht wirklich jemanden versteht, wenn man nicht in der gleichen Situation gewesen ist. Ich hielt mich immer für gut, aber jetzt weiß ich, daß ich nicht gut genug war. Heute wäre ich besser.

Ärzte verbringen ihr Leben damit, anderen zu helfen, doch die Studenten mit mir im Fahrstuhl erleben einen Kitzel, wenn es einem anderen schlechtgeht. Sie konzentrieren sich wie gewöhnlich auf die Diagnose und nicht darauf, wie sich der Patient fühlt. Einmal während des Studiums saßen wir in einem großen Hörsaal. Auf einem Bett in der Mitte lag wie auf einer Bühne ein dicker, stämmiger Bauer aus Nebraska. Er war fast nackt; nur seine untere Hälfte war mit einem Laken bedeckt. Der Professor beschrieb das Herzgeräusch des Patienten. Dann stellten sich achtzig Studenten der Reihe nach auf, um das Herz abzuhören. Das Geräusch war für sie so neu und fremd, daß die meisten nur vorgaben, wirklich etwas zu hören. Der Bauer lag geduldig da und ließ alle an sich vorbeiziehen. Als der letzte fertig war, sprang er von seinem Bett, stellte sich völlig nackt in den Raum und ließ seiner Wut freien Lauf. »Gottverdammt!« dröhnte er, »ich bin vor sieben Tagen in dieses Krankenhaus gekommen, um mich an den Hämorrhoiden operieren zu lassen. Wann wird das endlich erledigt?«

Ich gehe langsam zur Strahlenabteilung. Ich weiß, es wird lange dauern, bis die jungen Ärzte verstehen, was die Diagnose Krebs für ihre Patienten bedeutet. Als ich bei der Rezeption ankomme, wartet die Röntgenassistentin schon auf mich. Da ich mich an die Behandlungen gewöhnt habe, schließe ich nicht mehr die Augen, wenn ich auf dem Tisch liege. Statt dessen beobachte ich die riesige Kugel des Röntgengeräts über mir. Sie rotiert um meinen Kopf, zuerst von rechts nach links, dann von links nach rechts, und dabei kann ich sehen, daß sie ein Loch in der Mitte hat. Die Kugel erinnert mich an ein Riesenauge, und die ganze Maschine nimmt die Gestalt eines lebendigen Giganten an. Ich sehe ängstlich in das Auge, denn durch das Loch darin dringen die tödlichen Röntgenstrahlen. Als das Gerät zu summen beginnt und Strahlen erzeugt, versuche ich auszublenden, was ich gesehen habe. Denn neben der Iris der Kugel ist das Schild des Herstellers. Das Gerät ist uralt! Es gibt andere, vielleicht bessere, und sicher neuere und teurere Modelle, wie man sie bestimmt in der Mayo-Klinik, in Stanford oder in Sloane-Kettering benutzt. Ich wäre sechs Wochen lang von zu Hause fort gewesen, aber Dee hätte mit mir kommen können. Doch jetzt ist es zu spät – ich werde nur noch einmal behandelt.

Dreißigster Behandlungstag

»Letzter Tag«, strahle ich die Assistentin an. Sie zuckt zusammen und blickt auf meine Akte.

»Nein«, sagt sie. »Bei Ihnen sind dreiunddreißig Behandlungen angesetzt.«

»Was ist passiert? Man hat zu Beginn nur von dreißig Bestrahlungen gesprochen.«

Sie sieht noch einmal nach. »Nein, dreiunddreißig«, beharrt sie. »Wollen Sie Ihre Akte sehen?« Sie reicht sie mir, ein dickes Dokument in einem häßlichen braunen Plastikumschlag.

Ich erkenne, daß dieses Angebot Höflichkeit unter Kollegen entspricht. Man gibt Patienten gewöhnlich nicht ihre Akten, damit sie sie studieren können, und ich weiß, daß ich von dieser ungewöhnlichen Chance Gebrauch machen sollte. Früher einmal hätten ein paar weiße Blätter meinen ganzen Fall abgedeckt. Aber im Laufe der Jahre ist meine Akte dicker und dicker geworden. Jeder steckt irgend etwas hinein – Schwestern, Ärzte, die Spezialisten, die Apotheke, das Labor, der Sozialarbeiter, der Assistent, die Röntgenabteilung, der klinische Psychologe, selbst die Verwaltung. Inzwischen ist die Akte so dick, daß niemand mehr die Zeit hat, sie zu lesen.

Ich blicke angewidert und zögernd auf die Blätter und reiche sie der Assistentin zurück, ohne hineingesehen zu haben. Ich weiß, daß die Ärzte ihre Bemerkungen hineinschreiben. Sie beschreiben die Patienten oft in höchst unschmeichelhaften Begriffen. Bin ich ein älterer kahler Arzt, der älter aussieht als er ist? Oder ein leicht seniler Kaukasier? Oder ein fettleibiger älterer Mann? Das könnte ich vermutlich ertragen, aber in dieser Akte stehen auch die ehrlichen Beurteilungen über die Krankheit und die Aussichten. Diese Meinung wird später mit dem Ergebnis der letzten Untersuchung des Arztes verglichen – der Autopsie. Wer am häufigsten richtig getippt hat, bekommt manchmal einen Preis – und wird Arzt des Jahres.

Ich weiche erschrocken vor der Möglichkeit zurück, meine eigene Akte zu lesen, denn jemand könnte hineingeschrieben haben, meine Chancen seien schlecht. Ich weiß, daß das nicht sehr logisch ist, und ich müßte eigentlich nachsehen, ob sie Irrtümer enthält, die korrigiert werden müßten. Aber ich kann nicht mehr als mein eigener Arzt funktionieren. Mein Selbstvertrauen ist geschwunden – weggeschmolzen unter der Angst wegen meiner Krankheit, natürlich, aber auch wegen etwas Subtilerem, das im Laufe dieser Monate mit meiner Psyche passierte.

Nach der Behandlung frage ich den Arzt: »Warum bekomme ich drei Extrabestrahlungen?«

Er wirft einen Blick auf die Akte, öffnet sie aber nicht, daher vermute ich, es dient eher dazu, mich richtig zu identifizieren. Dann sagt er: »Nachdem wir Ihre Aufnahmen und Maße genommen hatten, haben wir die Daten in den Computer gefüttert. Als Antwort kam heraus: Dreiunddreißig Behandlungen. Vermutlich hat Ihnen das niemand gesagt.«

Diese Anwort erschüttert mich. Ich habe nur selten daran gedacht, wie meine persönliche Strahlendosis bestimmt wurde. In meiner Praxis verschrieb ich Pillen oder Spritzen und bestimmte die Dosis nach Alter, Geschlecht, Gewicht, Reaktion und Nebenwirkungen. Es war relativ einfach für mich, die individuellen Dosierungen auszurechnen. Eine Röntgendosis ist etwas viel Komplizierteres; sie ist viel variabler und läßt nur eine geringe Fehlerquote zu.

Ich habe neulich von einem schweren Irrtum gehört, der bei einem Gerät in einem anderen Krankenhaus vorkam. Es war von dem Arzt, der es justierte, falsch eingestellt worden. Dieser Irrtum blieb vier Jahre lang unentdeckt; 592 Patienten erhielten 14 Prozent mehr Strahlung, als ihre Ärzte verschrieben hatten.

Man schickte ein Wissenschaftlerteam hin, um den Fall zu untersuchen. Der Oberarzt sagte den Reportern, daß für einige Patienten diese Überdosis vielleicht ein Segen gewesen sei, denn man brauche hohe Dosen, um Krebs zu zerstören. Vor einem Jahr hätte ich ihm als exzellentem Sprecher applaudiert, einem Verteidiger der Zunft, aber heute bringt mich seine Reaktion in Rage. Hielt er alle anderen eigentlich für Narren?

Computer werden in der Medizin eingesetzt, um Geräte und Prozesse zu kontrollieren, aber Computer und die entsprechenden Programme stammen von Menschenhand und werden von Menschen programmiert. Ich kenne mehrere Fälle, bei denen Patienten durch Computerfehler Schaden erlitten, und ich wußte auch, daß diese Fehler zunahmen, je mehr Geräte in der Medizin eingeführt wurden.

Ich verlasse das Sprechzimmer, nicht befriedigt von der Erklärung für die drei Extrabehandlungen, die ich haben soll. Wie können sie nur versäumt haben, mir diese Änderung mitzuteilen? Wenn ich nun nach Abschluß der Behandlung einen Urlaub oder eine Feier geplant hätte? Für die ist alles nur Routine. Das kommt jeden Tag vor. Für mich ist es sehr persönlich – es geht um mein Leben.

Wieder kommt Selbstmitleid in mir hoch. Ich habe versucht, die Frage: »Warum gerade ich?« zu vermeiden, aber meine Familie hat mir beigebracht, daß ich ein Recht habe, Fragen zu stellen, gleich wonach.

Mein Großvater war ein religiöser Mann. Er betete zweimal am Tag, sprach bei jeder menschlichen Verrichtung zahlreiche Segenssprüche und ehrte den Sabbat und alle anderen Festtage. An den Ruhetagen studierte er fleißig die Bibel.

Als ich klein war, kam ich eines Tages aus der Schule nach Hause und sagte: »Zaida, ich habe heute gelernt, daß die Bibel nicht recht hat, daß die Welt nicht in sieben Tagen erschaffen wurde, sondern sich über Millionen von Jahren entwickelte.«

Da sagte mein Großvater: »Die Bibel hat nie unrecht. Du hast vielleicht eine Wahrheit gelernt, aber alle Wege der Wahrheit treffen irgendwann aufeinander.«

»Soll das heißen, ich brauche nicht zu lernen, was sie mir in der Schule beibringen?«

»Nein«, sagte Zaida. »Paß sogar noch besser auf, was deine Lehrer sagen. Denn unsere Weisen haben uns befohlen, Wissen und die Wahrheit zu suchen, gleich, wohin die Pfade führen.«

Eine Woche später fiel ich vom Fahrrad und schlug mir die Lippe auf. Ich blutete und weinte und sagte zu meiner Mutter: »Ich sollte nicht weinen, denn Jungen weinen nicht.«

Sie antwortete: »Jungen können auch weinen, aber nicht so laut.«

»Bin ich bestraft worden?« fragte ich, »weil ich die Bibel angezweifelt habe?«

»Nein«, antwortete sie. »Fragen sind nie falsch. Du bist

bestraft worden, weil du auf den Straßenbahnschienen gefahren bist, wo du nichts zu suchen hast.«

Als eine meiner Patientinnen im Krankenhaus einmal stöhnte: »Warum gerade ich? Warum tut Gott mir das an?« antwortete die Zimmergenossin: »Warum nicht gerade du? Hätte ich es vielleicht sein sollen?« Ich finde jedoch, wenn ich fernsehe oder Radio höre, daß ich, auch wenn ich es besser wissen müßte, wie alle Menschen reagiere und mich frage: »Warum kann ich nicht so sprechen? Warum sind ihre Stimmen so klar und meine so heiser?«

Von Anfang an haben Theologen mit der Frage gerungen: »Warum ich?« Wenn ich an all meine Patienten denke, die krank wurden, ist es nun arrogant von mir, zu fragen: »Warum ich?« Einmal habe ich zu einem Patienten gesagt: »Ich bin nicht Gott«, aber eigentlich glaubte ich nicht, was ich sagte. Wenn ich es geglaubt hätte, wie hätte ich bei mir selbst Unsterblichkeit annehmen können? Wie hätte ich denken können: »Das passiert mir nicht«?

Für mich sind Krankheiten nicht »verdient«. Sie sind nicht Teil eines ordentlichen Prozesses, der sich nach bestimmten Regeln abspielt. Statt dessen ist es eine Sache des reinen Zufalls, des Pechs, wie im Lotto verlieren statt zu gewinnen. Wie kann man sonst all die Ungerechtigkeiten verstehen oder rechtfertigen?

Wie schrecklich ungerecht ist es, wenn junge Leute leiden! Ich habe immer versucht, die Behandlung von Kindern zu vermeiden, weil ich den Tod von Kindern und jungen Menschen nicht ertragen kann. Aber manchmal kam ich nicht darum herum. Larry Larson war das Traumbild eines amerikanischen Teenagers. Er hatte das frische Aussehen eines blauäugigen, blonden Skandinaviers und war hochgewachsen und schlank. Er heiratete seine Studentenliebe, bekam eine Stelle bei einer aufsteigenden Firma. Das glückliche Paar hatte zwei Söhne.

Das Schicksal schlug zu, als Larry achtundzwanzig war. Zuerst schienen es nur geschwollene Drüsen zu sein, aber als wir die Drüse entfernten, erkannten wir, daß Larry die Hodgkinssche Krankheit hatte. Damals gab es keine speziellen Krebsspezialisten, daher mußte ich ihn behandeln. Man verschrieb damals in solchen Fällen Senfgas, das zum erstenmal im Ersten Weltkrieg benutzt worden war. Als ein Schiff mit diesem Senfgas an Bord im Hafen von Neapel versenkt wurde, stellte man bei den Bergungsarbeitern später fest, daß sie alle weißen Blutkörperchen verloren hatten. So beschloß man, das Gas zur Behandlung der Hodgkinsschen Krankheit einzusetzen, bei der der Haushalt der weißen Blutkörperchen gestört ist.

Ich gab Larry häufig Injektionen mit flüssigem Senfgas, und nach jeder Injektion war ihm sterbensübel. Ich glaube, die Behandlung war schlimmer als die Krankheit, aber welcher Arzt würde sie aussetzen, wenn sie das einzige Mittel scheint, mit dem man den Tod abwehren kann?

Nach zweijährigem Leiden starb Larry. Wenn er noch ein paar Jahre gelebt hätte, hätten wir ihn retten können, denn man hatte inzwischen eine bessere Therapie entwickelt. Er hinterließ zwei kleine Söhne, eine Frau und seinen Vater Dan. Larry war der einzige Sohn gewesen, und die kleinen Jungen wurden nun zu Dans Rettung. Er wurde zu ihrem Vater und Kameraden. Er ging mit ihnen angeln, zelten und zu den Pfadfindern.

Ich verlor die Familie aus den Augen, und ich begriff, was geschah. Warum sollten sie den Kontakt mit mir aufrechterhalten? Ich erinnerte sie immer wieder an ihre Tragödie. Ich war der Versager.

Zehn Jahre nach dem Tod seines Sohnes kam Dan mit einem seiner Enkel, dem ältesten, zu mir in die Praxis. Der Junge war inzwischen achtzehn und dem Vater wie aus dem Gesicht geschnitten: blond, kräftig, muskulös und gutaussehend. Er war ein vielversprechender Baseballspieler, doch in der letzten Zeit schien er die Kontrolle über den linken Arm verloren zu haben.

Sein Großvater hatte das Gefühl, etwas stimme nicht, und

ich mußte seinen Verdacht bestätigen. Sein Enkel, sein Lebensinhalt und seine Rettung, war schwerkrank. Wie schon sein Vater war der Sohn zum Sterben verdammt, und wieder war ich es, der die traurige Nachricht überbringen mußte.

Das Leben ist nicht gerecht. Ich, ein Arzt, sollte das wirklich wissen. Welches Recht habe ich, für mich eine Ausnahme zu wünschen?

Einunddreißigster Behandlungstag

Heute begrüßt mich die Schwester mit: »Guten Morgen, Mister Rosenbaum.«

Fünf Wochen Behandlung, und ich bin kein Herr Doktor mehr. Vor ein paar Monaten war ich ein Kapitän, ein Mann mit Status und Macht; damals hätte sie mich sehr respektvoll behandelt. Jetzt bin ich nur noch ein Patient. Bald nennt sie mich Ed. Erstaunt sage ich zu mir: »Das gleiche habe ich auch immer gemacht.« In den heilenden Berufen nennt man Patienten häufig beim Vornamen. Wir bleiben immer »Herr Doktor« oder »Schwester«, während sie ihren Titel und alle respektvolle Behandlung verlieren. Wie oft habe ich das mit den Leuten, die ich behandelte, gemacht? Viel zu oft.

Normalerweise führt mich eine Röntgenassistentin in den Behandlungsraum. Heute bedeutet mir die Schwester, ihr zu folgen, und erklärt: »Die Röntgenassistenten haben viel zu tun. Ich werde Sie an Ihren Platz bringen.«

Sie läßt mich in einem Raum, in dem sich außer dem Behandlungstisch nichts befindet. Ich höre, wie sich die Assistenten auf dem Gang streiten.

Die nette, freundliche Debbie sagt: »Nimm du ihn heute dran. Ich habe jetzt meine Kaffeepause.«

Sie reden über mich!

Barbara antwortet: »Kommt nicht in Frage. Ich habe zuviel zu tun.«

Ich hatte immer gedacht, Barbara könne mich besonders gut leiden, habe aber nie darüber nachgedacht, daß sie dreißig Patienten am Tag vor sich hat. Welchen Unterschied macht man da schon zwischen einem Fall und dem nächsten? Alles ist nur Routine, ein langweiliger Job.

Debbie klingt wütend: »Ich habe ein Recht auf meine Pause. Ich lasse ihn warten.«

»Mach das ja nicht«, warnt Barbara. »Wir sind heute ausgebucht. Dann kommen wir in Teufels Küche mit den Terminen.«

»Na gut«, meint Debbie, »aber ich verzichte nicht auf meine Pause. Ich übergebe ihn einem Studenten.«

Zwei Studenten betreten den Raum; sie wissen nicht, daß ich die Unterhaltung auf dem Gang von Anfang bis zum Ende mitangehört habe. Sie sind so neu, daß sie nicht einmal die Tätowierungen an meinem Hals finden können. Ich bin schockiert. Die werden nie richtig mit dem Gerät fertig!

Ich bin wütend auf Debbie und Barbara: Das hier ist eine viel zu komplizierte Prozedur, um sie Studenten zu überlassen. Wenn der Röntgenstrahl nicht richtig zentriert wird, ist die Behandlung nutzlos, und ich könnte verbrannt werden. Es ist, als würde ein Assistent mich operieren, um Erfahrung zu sammeln. Ich bin sauer, daß sie an mir üben sollen.

Ich weise die Studenten an: »Benutzen Sie den Block Größe D. Vergessen Sie nicht die Stütze unter meinen Knien.«

Ich habe bereits dreißig Bestrahlungen hinter mir. Man hat immer auf der rechten Seite angefangen. Die Studenten beginnen links. Ich höre sie murmeln: »Das Gerät steht schon auf der linken Seite. Fangen wir da an, dann brauchen wir es nicht zu bewegen.« Der andere stimmt zu.

Wenn ich es vernünftig überlege, bin ich ziemlich sicher, daß es keinen Unterschied ausmacht, auf welcher Seite sie beginnen, aber ich bin nervös. Jede Veränderung regt mich auf. Ich höre, wie die Kassette, die die Behandlungszeit bestimmt, an Ort und Stelle klickt. Das Klicken klingt einfach nicht richtig, nicht so, wie wenn ein richtiger Röntgenassistent es macht.

Dann kommt der Ruf: »Lichter an.« Beide Studenten huschen aus dem Raum, um die Strahlen zu vermeiden. Dann gehen die Lichter wieder aus, und das Surren beginnt, das Geräusch der Strahlenerzeugung. Ich fange an zu zählen. Ich kenne die Dosis, dreißig Sekunden auf jeder Seite. Wenn es einunddreißig Sekunden dauern sollte, bin ich entschlossen, vom Tisch zu springen. Wie kann ich sicher sein, daß diese Anfänger das Gerät richtig eingestellt haben?

Nach dreißig Sekunden bricht das Geräusch ab. Die linke Seite ist nun fertig, und die Behandlung scheint wie gewöhnlich zu verlaufen, auch wenn ich starr vor Anspannung bin. Dann zähle ich unendlich langsame dreißig Sekunden für die andere Seite.

Die Lichter gehen wieder an. »Lassen Sie die Seile los«, sagt man mir. »Die Bestrahlung ist vorbei.« Die Maschine rotiert über meinen Kopf. Der Tisch wird abgesenkt, und ich richte mich auf. Jetzt sind drei im Raum, die beiden Anfänger und Debbie, und sie lachen.

»Was ist denn so komisch?« will ich wissen. »Wo waren Sie, Debbie?«

»Hatte eine späte Kaffeepause«, antwortet sie ruhig. »Die Sekretärin hat mir mein Lieblingsfrühstück mitgebracht – Croissants und Frischkäse. Da kann ich nicht widerstehen.«

Ich bin wütend, aber welches Recht habe ich schon, mich zu wehren? Ich habe mein ganzes Berufsleben lang Studenten ausgebildet. Ich habe mich immer dafür eingesetzt, daß sie durch Erfahrung lernen. Ich habe keine Ahnung, wie unzählig viele Studenten ich dabei überwacht habe. Doch bis jetzt fanden diese Übungen an anderen Menschen statt, nicht an mir. An Patienten nämlich.

Einer der Nachteile eines Unikrankenhauses besteht

darin, daß hier Studenten praktisch an Patienten üben. Eine neuere Studie hat herausgefunden, daß ein Arzt eine Prozedur erst geschickt und sicher ausführen kann, wenn er sie mehr als hundertmal durchgeführt hat. Ich kann nur hoffen, daß ich mindestens der neunundneunzigste Patient für diese Studenten war.

Zweiunddreißigster Behandlungstag

Die zusätzlichen Behandlungstage bedeuten, daß die letzte Bestrahlung auf Rosch ha-Shan'ah fällt, einen der höchsten Feiertage der jüdischen Religion, ein Tag der Meditation, ein Tag, an dem man alle Schulden zwischen Menschen und zwischen Mensch und Gott begleicht.

All die Jahre bin ich an Rosh ha-Shan'ah und Jom Kippur immer in die Synagoge gegangen. In Krisenzeiten sollte man den Synagogenbesuch eigentlich nicht ausfallen lassen, aber meine Entscheidung ist klar. Meiner Meinung nach lehrt der Judaismus, daß das Leben kostbar ist und die Gesundheit Vorrang vor der Religion hat. Wenn es um Gesundheit oder Rituale geht, muß das Ritual den kürzeren ziehen. Doch die Entscheidungen sind nicht immer so eindeutig.

Vor vielen Jahren kam eine gutgekleidete ältere Frau, Marion Bronstein, mit einem Hüftgelenkbruch ins Krankenhaus. In der Notaufnahme war ein junger jüdischer Arzt. Er operierte ihre Hüfte unverzüglich.

Als die Frau aus der Narkose erwachte, faßte sie nach der Hand des Arztes und klagte: »Doktor, wir haben gesündigt. Heute ist Jom Kippur, ein Tag, an dem es verboten ist zu arbeiten, denn man sollte sich auf Gebete und Meditation konzentrieren. Sie haben gesündigt, weil Sie arbeiteten. Ich habe gesündigt, weil ich Sie zum Arbeiten veranlaßte.«

Dieser Vorfall machte den Arzt nachdenklich. Er war schon Jahre nicht mehr in der Synagoge gewesen. Als er das Krankenhaus verließ, ging er in den Tempel, setzte sich nieder und hörte die Gesänge in der uralten hebräischen Sprache. Als der Gottesdienst vorbei war, hatte er eine Entscheidung getroffen.

Am nächsten Tag bei der Visite untersuchte er Mrs. Bronstein und sagte zu ihr: »Wissen Sie, ich habe darüber nachgedacht. Wenn ich Ihnen für die gestrige Operation eine Rechnung ausstelle, ist das eine Sünde, denn sie wäre ein Beweis, daß ich gearbeitet habe, und ich bekomme im Ewigen Buch einen Vermerk. Die Operation war also umsonst. Frohes Neues Jahr.«

»Niemals!« entgegnete die alte Dame fest. »Denn damit beginge ich eine Sünde.«

Diese Geschichte ging mir durch den Kopf, als ich meinen Termin für die Behandlung an Rosch ha-Shan'ah bestätigte. Daher sagte ich zur Schwester: »Diesmal sollte die Behandlung umsonst sein.«

»Warum?« fragte sie.

»Weil Rosch ha-Shan'ah ist.«

»Keine Angst«, sagte sie, »wir stellen es der Versicherung schon in Rechnung.«

Dreiunddreißigster Behandlungstag

Heute ist wirklich der letzte Tag, und die Assistentinnen teilen mir mit, der Arzt wolle mich vorher sehen.

»Stimmt was nicht?«

»Nein, das ist bloß Routine. Er untersucht die Patienten immer am letzten Tag.«

Als ich in einem Sprechzimmer warte, kommt Mrs. Duggin vorbei. Es ist über zwei Wochen her, seit ich sie zuletzt gesehen habe, und sie sieht deutlich schlechter aus. Ich fürchte, sie wird es nicht schaffen, und eigentlich will ich nicht mit ihr reden. Ich muß mich schon zusammennehmen, um mit meinen eigenen Problemen fertig zu werden. Ich habe keine Energie für andere Leute übrig.

Aber Mrs. Duggin bemerkt mich und betritt lächelnd den Raum. »Glückwunsch«, sagt sie. »Sie haben die Bestrahlungen hinter sich.«

»Wie viele bekommen Sie noch?« frage ich.

»Noch zwei Wochen.«

Das tut mir leid. Zu der Zeit, als ich noch in der Praxis war, hätte ich gewußt, wie ich ihr Trost hätte anbieten können, aber nun bin ich zu sehr in meine eigenen Probleme verstrickt. Ich weiß, daß ich eine gute Chance habe. Wir wissen beide, daß wir nicht sehr viel Zeit haben. Doch dann tut Mrs. Duggin etwas, das demonstriert, daß wir beide dem gleichen exklusiven Verein angehören. Wir haben Geheimnisse miteinander, die sonst niemand kennt. Sie nimmt in dem engen kleinen Raum ihr Kopftuch ab und zeigt mir ihren kahlen Schädel mit der fünf Zentimeter großen Tätowierung.

Aber ich sehe keine kahle Frau vor mir. Ich sehe nur das wunderschöne, lächelnde Gesicht einer Madonna. Meine ungeduldige Selbstzentriertheit verschwindet. Ich sage aus vollem Herzen: »Ich bin sicher, daß die Ärzte sich irren.«

Sie nickt bloß, ehe sie hinausgeht, aber ihr Mut und ihre Kraft haben mehr für mich getan, als meine Ärzte mir je geben konnten. Wenn ich ihr doch nur hätte helfen können!

Die Assistentin kommt wieder. »Der Arzt kann Sie jetzt nicht untersuchen. Er ist fortgerufen worden.«

»Und nun?«

»Sie bekommen Ihre Bestrahlung, und dann untersucht Sie sein Assistent.«

Wütend platze ich heraus: »Die halbe Zeit sehe ich meinen Arzt überhaupt nicht. Heute ist mein letzter Tag, um Himmels willen. Ich will nicht von Assistenten, Praktikanten und Studenten untersucht werden, ich will meinen Arzt sehen.«

»Machen Sie sich keine Sorgen. Dr. Blum ist ebenso gut wie Dr. Reed.«

Ich lasse die Bestrahlung machen und gehe wieder ins Sprechzimmer zurück. Dr. Blum ist älter, als ich erwartet habe, und sagt nicht viel. Radiologen sind wohl nicht sehr kommunikativ. Er nimmt die Untersuchung mit dem faseroptischen Gerät vor. Er schiebt das Röhrchen durch meine Nase, ohne sich, im Gegensatz zu den anderen, um eine örtliche Betäubung zu scheren. Ich bin überrascht, wie wenig unangenehm es ist. Er scheint mit dem Gerät sehr erfahren und geschickt zu sein. Für die Untersuchung läßt er sich Zeit. Als er es schließlich wieder herauszieht, lächelt er. Das ist der erste Arzt, der mich seit zwei Monaten angelächelt hat. »Sieht gut aus«, sagt er.

Das klingt vielversprechend, aber ich gehe dennoch nicht sehr zufrieden nach Hause. Ich weiß, daß sein Optimismus verfrüht ist. Man kann noch nicht erkennen, ob die Behandlung erfolgreich war. Dr. Blum hat vergessen, daß ich Arzt bin, und er behandelt mich wie einen Patienten. Er bietet mir leichte, unverbindliche Beruhigung an. Hätte ich denn lieber, wenn er gesagt hätte: »Na, sicher können wir noch nicht sein.«? Ja. Ich will keine falschen positiven Befunde.

Phil war einer meiner besten Freunde. Von einem Jagdausflug kam er mit einem Husten und einer Erkältung zurück. Doch er hatte keine Erkältung, er hatte Lungenkrebs. Die Röntgenaufnahme zeigte es, und die Biopsie der Drüsen am Hals belegte es. Doch ich glaubte es nicht.

Ich schickte ihn zu einem Onkologen, der mit einer Chemotherapie begann. Phil kam nicht damit zurecht. Er begann schon zu erbrechen, wenn er sich in sein Auto setzte, um sich behandeln zu lassen. Ich hatte Angst, ihn im Krankenhaus zu besuchen. Er war ein gutaussehender, kräftiger Mann und sehr erfolgreich gewesen. Jetzt hatte er das verhärmte, blasse Aussehen eines hoffnungslosen Krebspatienten. Sein dichtes schwarzes Haar war verschwunden, die

Augen waren eingesunken, und gleich, wie viele Beruhigungsmittel man ihm gab, er erbrach sich ständig.

Als man die ersten Versuche mit Chemotherapie machte, riet ich meinen Patienten wegen der schrecklichen Nebenwirkungen davon ab und riet ihnen lieber in Frieden zu sterben. Aber im Laufe der Jahre habe ich Patienten gesehen, die dadurch wieder gesund wurden. Wie konnte ich meinem Freund den Rat geben, es nicht damit zu probieren? Ich hatte keine Ahnung, wie es ausgehen würde.

Eines Abends, nach drei Monaten des Leidens, kamen Phil und seine Frau mit mehreren Flaschen Champagner zu uns. Sie waren außer sich vor Freude. Der Onkologe hatte ihm gerade mitgeteilt, daß die Röntgenaufnahme keine Spur der Läsion mehr zeigte. Der Krebs war verschwunden.

Ich wußte es besser. Ich wußte, daß die Röntgenstrahlen nicht die mikroskopisch kleinen Krebszellen entdecken konnten, die in den Lungen lauerten. Es würde nur eine Frage von Monaten sein, wann sie wieder die Oberhand gewannen. Aber ich hielt den Mund und verschluckte mich fast an dem Champagner, während Phil und seine Frau sich glücklich im Paradies wähnten. Sechs Monate später war alles vorbei.

Ich wollte Dr. Blums beruhigenden Worten zu meiner Situation glauben, aber ich war nicht sicher, ob ich nicht die gleiche diplomatische Behandlung erhielt wie damals mein Freund.

Das Nachher

Eine Woche später

Es ist der Tag nach Jom Kippur. Die Predigt des Rabbiners gestern hat mir nicht gefallen. Er sprach von den Jahren, die dem Menschen der Bibel nach zustehen: Sechzig Jahre, und alles andere ist ein Geschenk. Am Jom Kippur-Tag werden die Bücher geschlossen, und dann wird festgelegt, wer lebt, wer stirbt, wer scheitert und wer wächst.

Dee weckt mich. »Was willst du heute machen?« fragt sie. Ich blicke nach draußen. Es ist trübe und regnerisch.

»Nichts.«

»Was hast du gesagt?«

»Nichts«, wiederhole ich.

»Sag das noch mal!«

»Kannst du nicht hören?« belle ich zurück.

»Sag es immer und immer wieder«, lacht sie. »Du hast deine Stimme wieder!«

Ich wiederhole die Worte und lausche. Sie hat recht. Zum erstenmal seit Monaten klingt meine Stimme fast normal.

»Man hat mich für ein weiteres Jahr ins Buch des Lebens eingetragen«, sage ich zu Dee.

Es ist immer noch wolkig, und es regnet, aber ich kann jetzt sehen, daß der Herbst nicht die Zeit des Todes ist, sondern der Ernte und der Freude. Der Oregon-Regen nach einem trockenen Sommer ist wie flüssige Sonne. Er verspricht Verjüngung und Erfrischung des Lebens.

Zehn Tage später

Vor zehn Tagen habe ich gedacht, ich hätte mich erholt und meine Leidenszeit sei vorbei, aber als ich heute morgen in den Spiegel blicke, ist mein Gesicht verzerrt und mein linkes Auge zugeschwollen. Ich bekomme große Angst.

»Das ist nur ein Insektenstich«, sage ich zu Dee.

Aber ich blicke alle paar Minuten in den Spiegel. Am späten Vormittag entwickeln sich kleine Bläschen. Am Nachmittag habe ich Schmerzen, und die Schwellungen nehmen zu. So einen Insektenstich habe ich noch nie gesehen.

Dann sage ich zu mir: »Sei nicht albern. Du hast anfangs gezögert, zum Arzt zu gehen, und hast dir damit Schwierigkeiten eingehandelt. Mach das nicht wieder. Ruf an.«

Zuerst rufe ich in der Uniklinik an, aber meine Ärzte sind schon nach Hause gegangen; donnerstags spielen sie immer Golf. Nur die Assistenten stehen zur Verfügung, aber ich will nicht schon wieder von einem Anfänger untersucht werden.

Dann rufe ich Aaron Dome an, einen befreundeten Dermatologen. Ich sage ihm die Wahrheit. Ich erkläre, daß die Schwellung am Morgen begann, daß ich meine Ärzte angerufen hätte und sie nicht erreichbar seien. Ich hätte bis zum späten Nachmittag gezögert, ihn anzurufen.

Ich wurde immer wütend, wenn Patienten das mit mir machten. Ich sagte dann immer: »Sie werden morgens früh krank, können Ihren eigenen Arzt nicht erreichen und warten, bis es Nacht wird, bis sie mich anrufen.«

Aber Aaron ist freundlich, vermutlich aufgrund der vielen Patienten, die ich an ihn überwiesen habe. Höflich sagt er: »Wir haben heute geschlossen, aber ich warte auf dich in der Praxis. Komm sofort her.«

Als er meine Haut untersucht hat, sagt er: »Ich bin nicht sicher. Für mich sieht das aus wie eine Streptokokken-Infektion – ganz altmodische Erysipelas. Ich lasse das aber meinen Kollegen hier mal ansehen.«

Diese Diagnose beunruhigt mich. Ehe man Antibiotika hatte, war Erysipelas, eine Streptokokken-Hautentzündung, sehr verbreitet und konnte fatal verlaufen. Als Student im letzten Semeser assistierte ich einmal bei der Autopsie eines Patienten, der daran gestorben war. Die Infektion hatte über dem linken Auge begonnen, genau wie bei mir.

Das Urteil von Aarons Kollegen ist ebenfalls beunruhigend: »Könnte ein Lymphom sein oder eine Virusinfektion.«

Beide schlagen vor, die Hautblasen aufzuschneiden und mikroskopisch zu untersuchen. Ich will aber nicht, daß in meinem Gesicht herumgeschnitten wird. Ich frage mich, warum sie in solcher Eile mit dem Messer sind. Wenn ich ein paar Tage warte, wird die Diagnose einfacher, aber der Verdacht, es könne ein Lymphom sein, beunruhigt mich. Daher gebe ich meine Zustimmung.

Anschließend beraten wir zu dritt. Wie oft in der Medizin sind wir drei Ärzte mit drei verschiedenen Meinungen. Aaron sagt: »Ich glaube, es ist eine Strepto-Infektion. Das können wir erst in vierundzwanzig Stunden sicher wissen, aber wenn es Strep ist, kann es dann schon fatal sein. Nimm Penicillin.«

Aarons Kollege sagt: »Ich halte es nicht für Strep. Ich glaube, es ist ein Virus. Dagegen haben wir kein Mittel, aber versuche es mit Zovirax. Das ist ein neues Antivirusmedikament. Wer weiß, vielleicht schlägt es an!«

Wenn wir die Diagnose nicht kennen und nicht wissen, ob ein Mittel das richtige ist, hat es keinen Sinn, es einzunehmen. Aber wie die meisten Patienten und Ärzte spüre ich das Bedürfnis, etwas zu tun. So unlogisch es ist, stimme ich zu, Penicillin zu nehmen.

Am nächsten Morgen geht es mir nicht besser. Dee besteht darauf, daß ich mich noch einmal untersuchen lasse. Ich rufe Dr. Reeds Praxis an, aber er ist in Miami auf einem Kongreß. Ich glaube schon, daß ich den besten Arzt der Welt habe, aber was nutzt er mir, wenn er in Miami ist? Das ist das vierte Mal, daß ich ihn nicht sehen kann.

Zögernd stimme ich zu, mich von einem Kollegen untersuchen zu lassen. In der Röntgenabteilung ist viel Betrieb an diesem Morgen. Der Kollege hat alle Hände voll mit den Patienten zu tun. Er wirft einen kurzen Blick auf mein geschwollenes Auge und sagt: »Das hat nichts mit unserer Abteilung zu tun. Es kann nicht von den Röntgenstrahlen stammen. Gehen Sie zu einem Dermatologen.« Das machen Ärzte immer, wenn sie etwas nicht wissen oder sich um einen Fall nicht kümmern wollen.

Am Abend kommt mein Sohn Jim, der Immunologe ist, vorbei. »Pa«, sagt er, »das ist Gürtelrose – Herpes Zoster, eine Komplikation bei Strahlentherapie. Ich habe ähnliche Fälle in Stanford gesehen.«

Jetzt weiß ich, wie einige meiner Patienten sich fühlten, wenn ich sie an einen anderen Arzt überwies, um eine Diagnose bestätigen zu lassen, und dann fiel sie anders aus. Auch ich stehe jetzt vor dem Problem verschiedener Meinungen. Auch ich weiß nicht, welche die richtige ist.

Hier die bisherigen Standpunkte:

Hautarzt Nummer eins: Erysipelas.

Hautarzt Nummer zwei: Das ist ein Virus, vielleicht ein Lymphom.

Radiologe: Ich weiß es nicht. Stammt nicht von der Strahlentherapie, gehört nicht in mein Gebiet.

Mein Sohn Jim: Gürtelrose.

Ich selbst: Ich hoffe, es ist ein Insektenstich, aber es muß ein Lymphom sein.

Genau das passierte meinem Nachbarn Arnie James. Als er sich den Rücken verletzte, sagte der Allgemeinpraktiker: »Lumbalzerrung.« Als sich die Sache nicht bessern wollte, ging Arnie zu seinem Orthopäden, der meinte: »Bandscheibenvorfall«. Der Psychiater kam als nächster an die Reihe und diagnostizierte: »Keine körperliche Ursache, sondern ein seelisches Problem.«

Nach drei Monaten hartnäckiger Rückenschmerzen kam Arnie zu mir, einem Rheumatologen. »Die anderen Ärzte hatten unrecht«, sagte ich. »Sie leiden am Frühstadium von Arthritis der Wirbelsäule.«

»Oh, nein«, sagte ein anderer Rheumatologe, »die Röntgenaufnahmen und die Labortests sind alle normal. Er hat Muskelrheuma.

Dann zog man einen Neurochirurgen zu Rate. Und wie lautete sein Urteil? »Sie liegen alle falsch. Er hat Bandscheibenschwund. Er muß operiert werden.«

Ein zweiter Neurochirurg meinte: »Er braucht keine Operation. Ich kann ihm ein Enzym spritzen, das den Knorpel zwischen den Bandscheiben auflöst.«

»Tun Sie das nicht«, riet der Neurologe dem verwirrten Patienten. »Das wird mit der Zeit schon von selbst besser.«

Jeder Arzt, der chronische Rückenschmerzen behandelt, steht vor ähnlichen Situationen. Arnie hat mich im Stich gelassen, obwohl ich sein Nachbar bin. Er hat sich schließlich in die Hände eines Chiropraktikers begeben. Ich habe ihn schon Jahre nicht mehr untersucht, aber er sieht ziemlich gesund aus.

Nach achtundvierzig Stunden der Spannung belegt meine Biopsie, daß ich tatsächlich Gürtelrose habe. Der Befund löst bei mir gemischte Gefühle aus. Ich bin stolz darauf, daß mein Sohn recht hatte, aber nun fürchte ich, von ihm vom Thron gestoßen zu werden. Oder war vielleicht meine Urteilsfähigkeit getrübt, weil ich der Patient war? Wirklich zu schaffen macht mir aber, daß ich wieder einmal eine falsche Entscheidung getroffen habe. Wenn ich auf den zweiten Arzt gehört und Zovirax statt Penicillin genommen hätte, hätte sich die Gürtelrose vielleicht nicht richtig ausgebildet. Diese Diagnose bedeutet, daß meine Abwehrkräfte gering sind. Die weißen Blutkörperchen haben den Auftrag, den Menschen gegen Krankheitserreger zu schützen. Es gibt verschiedene Typen weißer Blutkörperchen, die alle eine andere Funktion haben, aber handeln tun sie vereint. Wenn ein Eindringling, wie eine Bakterie, ein Virus, ein Fungus, eine Protozoe oder eine Krebszelle, angreift, wird Alarm ausgelöst, und die weißen Blutzellen reagieren. Der Angreifer wird abgewehrt und sein Profil auf immer aufgezeichnet, damit der Körper prompt reagieren kann, sollte er noch einmal auftauchen.

Diese Zellen, die vereint handeln, sind als das Immunsystem bekannt. Dieses System kann durch schlechte Ernährung, Alter, Medikamente, Strahlen, Erschöpfung und Emotionen geschwächt werden. Bei AIDS wird das Immunsystem geschwächt, weil sich ein Virus unerkannt in den Körper geschlichen und an einige dieser weißen Zellen geklammert hat. Damit verhindert er deren Funktion. Wenn das Immunsystem nicht richtig funktioniert, kann man leichter Krebs entwickeln oder Opfer einer Infektion werden, die normalerweise keine Krankheit hervorrufen würde.

Gürtelrose ist die Erwachsenenform der Windpocken, einer so hoch ansteckenden Krankheit, daß ihr in städtischer Umgebung nur wenige Kinder entgehen. Wenn ein Kind Windpocken gehabt hat, wird aber der Virus nicht vernichtet. Er bleibt im Ruhezustand im Körper, ohne weiteren Schaden anzurichten. Wenn ein Erwachsener, der als Kind Windpocken gehabt hat, irgendwann eine Schwäche des Immunsystems erfährt, kann dieser Virus wieder aktiv werden und eine neue Krankheit verursachen, die Gürtelrose. Beim Erwachsenen greift der Virus das Nervensystem an und zeigt sich in Form von Rötung, Blasen und Schmerzen entlang den Nervenbahnen. Es gibt keine bestimmte Behandlung dagegen, aber die Krankheit verläuft selten tödlich. Die meisten Patienten erholen sich nach einer Weile wieder davon. In seltenen Fällen kann das Immunsystem so geschwächt sein, daß die Krankheit sich ausbreitet, und dann verläuft sie tödlich. Ich habe in meinem Leben Hunderte von Gürtelrose-Fällen gesehen, und außer einer Patientin wurden alle ohne Komplikationen wieder gesund.

Diese eine Patientin starb jedoch daran. Jetzt, wo ich selbst diese Krankheit habe, kann ich nur an sie denken.

Sie war eine junge Frau und hatte Brustkrebs. Bei der Operation entdeckte man, daß sie auch in einem Lymphknoten eine Geschwulst hatte. Aus diesem Grund verordnete man ihr Chemotherapie. Diese Chemotherapie schwächte ihr Immunsystem derart, daß sie Gürtelrose entwickelte, die sich ausbreitete und den Tod zur Folge hatte. Sie starb an der Behandlung, nicht an ihrer eigentlichen Krankheit. Heutzutage hätte Zovirax sie vielleicht gerettet.

Auch ich bin Opfer einer Krankheit, die aufgrund medizinischer Behandlung entsteht. Meine Bestrahlungen hatten die Gürtelrose zur Folge. Der alte Rat an Ärzte: »Richtet keinen Schaden an«, konnte in den Anfangstagen meiner Praxis leicht befolgt werden. Die meisten Medikamente waren nicht sehr wirksam und Nebenwirkungen selten. Mit Verbesserung der Therapien nahmen auch die Risiken durch Nebenwirkungen zu. Es ist leicht, dem Patienten zu sagen, er müsse die Vorteile gegen die Risiken abwägen, und dann hinzuzufügen, daß diese Risiken gering seien. Selbst wenn sie nur eins zu tausend betragen, ist das Risiko für den unglückseligen Patienten, der dieser einzige ist, zu hoch.

Zehn Prozent aller Patienten, die heutzutage ins Krankenhaus kommen, werden wegen einer durch Behandlung entstandenen Krankheit eingewiesen. Nebenwirkungen sind normalerweise statistisch vorhersehbar. Ich kann einem Patienten sagen, es bestehe eine einprozentige Chance, daß er negativ auf ein Medikament reagieren wird, aber diesen einen Patienten kann ich mir nicht aussuchen. Manchmal treten neue Nebenwirkungen auf, die noch kein Arzt bemerkt hat, wie damals, als man werdenden Müttern Contergan gab und sie Kinder mit schweren körperlichen Schäden zur Welt brachten.

Sicher, ich hätte mich den Bestrahlungen auch unterzogen, wenn man mir gesagt hätte, ich würde anschließend Gürtelrose bekommen. Jetzt aber habe ich Gürtelrose, auch wenn die Chance nur eins zu tausend war, und ich sorge mich, weil es bedeutet, daß mein Immunsystem geschwächt ist. Wenn ich diese Krankheit überlebe, sind meine Chancen, eine andere Krebsart zu bekommen, höher als beim Durchschnitt.

Fünf Wochen später

Heute gehe ich zu Dr. DuVall, der feststellen will, ob die Behandlung Wirkung gehabt hat. Heute ist der Tag der Wahrheit. Dr. DuVall war der Arzt, der die Diagnose stellte, die Biopsie vornahm und die Bestrahlungen empfahl. Er hat mich seit Beginn der Röntgenbehandlung nicht mehr untersucht.

Ich bin müde; ich habe unruhig geschlafen. Ich habe von meiner Kindheit geträumt, von meinen Großeltern und Eltern, wie damals vor der Operation.

Ich stelle mir das schlimmste Szenarium vor und frage mich, mit welchen Sätzen mir der Arzt die schlechte Nachricht mitteilen wird. Ist er direkt und sagt: »Unheilbar«, oder »Die Behandlung hat nicht angeschlagen«? Oder benutzt er Phrasen wie: »Sie befinden sich in einer relativen Remission« oder »teilweisen Remission«? Mit all meiner Erfahrung habe ich nie die richtigen Worte finden können. Ich habe versucht zu sagen: »Haben Sie über die Zukunft nachgedacht?« oder: »Ich möchte gern mit Ihren Angehörigen sprechen.« Ich habe alles ausprobiert, aber nichts scheint richtig zu sein. Ist auch kein Wunder.

Die Wartezeit beim Arzt ist nicht unzumutbar – zehn Minuten im Vorraum und noch einmal zehn Minuten im Sprechzimmer, aber sie kommen mir wie Stunden vor. Sobald der Arzt eintritt, forsche ich in seinem Gesicht nach Zeichen, obwohl das Unsinn ist, denn er hat mich noch gar nicht untersucht. Es folgen die üblichen Begrüßungen und Fragen. Meine Antworten fallen knapp aus. Ich will keine Nettigkeiten. Ich will, daß er sich beeilt und die Untersuchung beginnt. Er betäubt meine Kehle und verläßt den Raum, denn es dauert mindestens fünf Minuten, ehe die Narkose zu wirken beginnt. Dieses Verhalten ist normal, aber mir kommt das nicht mehr so vor. Ich will jetzt nicht allein gelassen werden. Warum begreift er das nicht?

So sind Ärzte nun einmal. Wenn sie das Studium beginnen, überhäufen sie die ersten Patienten mit Zeit und Mitgefühl. Wenn sie das Studium beenden, haben sie Tausende von Patienten untersucht, und der Prozeß ist zur Routine geworden. Wenn sie eine Praxis aufmachen und zwanzig bis dreißig Patienten am Tag sehen, haben sie schon gelernt, sich nicht zu stark einzulassen. Wenn sie anfangs Mitgefühl für einen Patienten aufbrachten, litten sie immer schrecklich, wenn er starb. Doch mit meiner jetzigen Erfahrung verspreche ich, es besser zu machen, wenn ich wieder in meiner Praxis arbeite. Doch wenn ich zuviel Mitgefühl entwickele, können meine Entscheidungen dann noch rational sein? Wird mich die persönliche Anteilnahme nicht überwältigen?

Als Dr. DuVall wiederkommt und das Gerät einführt, beobachte ich sein Gesicht, während ich »aaaaaah« und »iiiiih« sage. Er entfernt das Gerät vorsichtig wieder, und ich spüre an seinem Lächeln, daß bislang alles in Ordnung ist.

Ich will, daß er mir sagt, ich sei geheilt, aber das tut er nicht. Er sagt nur: »So weit, so gut«, und fügt dann hinzu: »Ich möchte zwei Jahre lang jeden Monat diese Untersuchung wiederholen, dann für den Rest Ihres Lebens alle drei Monate. Ich möchte Ihre Kehle kennenlernen wie meine Westentasche.«

In dieser halben Stunde heute morgen habe ich mehr über die Behandlung eines schwerkranken Patienten gelernt als in den fünfzig Jahren meiner Praxis. Das muß ich meinen Kollegen mitteilen. Die folgenden Dinge sollten wir tun:

Zuerst: Keine Wartezeiten mehr. Wir müssen das Problem mit der Warterei irgendwie lösen. Für uns sind die Konsultationen Routine, für die Patienten ist das Warten eine Folter. Sie leiden oder werden sehr feindselig, noch ehe sie einen sehen.

Wenn man schlechte Nachrichten hat, nur heraus damit. Man sollte es freundlich tun, aber ohne Verzögerung oder Beschönigung, weil das die Situation verschlimmert.

Habt keine Angst, Gefühle auszudrücken. Zeigt Mitgefühl und sprecht es auch aus.

Geht in allem sanft vor. Wenn man nicht lernen kann, etwas richtig durchzuführen, soll man es von jemand anderem machen lassen.

Beim Gehen danke ich Dr. DuVall. Und beim Heimfahren erinnere ich mich, wie viele Patienten einem danken, auch wenn der Arzt sie beschummelt oder ihnen etwas Unangenehmes mitgeteilt hat. Doch Patienten, für die ich wirklich etwas tun konnte, haben sich manchmal als sehr undankbar erwiesen. Vielleicht haben sie, weil die Diagnose schnell feststand und die Behandlung erfolgreich verlief, nie die Gelegenheit bekommen, die Mühe und Erfahrung zu honorieren, die man in ihre Pflege gesteckt hat. Ironischerweise haben aber Patienten, bei denen die Diagnose verzögert erfolgte, wo es endlose Untersuchungen gab und die Schmerzen und Angst litten, für alles Verständnis gehabt und alle Mühen anerkannt.

Auch bei schlechten Nachrichten danken Patienten dem Arzt oft, weil sie nett zu ihm sein wollen, und der Arzt fühlt sich so geschmeichelt, daß er nicht merkt, daß er nicht hat helfen können. Das ist mir einmal passiert, als ich einen Orthopäden bat, das arthritische Knie einer Patientin zu operieren. Der Arzt war so erfreut über das Ergebnis, daß er den Fall vor allen Ärzten als neue, chirurgische Methode bei arthritischen Knien präsentierte. Als ich ihn darauf hinwies, daß die Patientin immer noch bettlägerig sei, immer noch nicht gehen könne und immer noch Schmerzen habe, wurde der Chirurg sehr wütend. Ich bat ihn, die Patientin zu besuchen, um ihm zu beweisen, daß er ein Opfer seines Wunschdenkens geworden war. Als er aber die Frau zu Hause besuchte, fühlte sie sich so geschmeichelt, daß sie ihn segnete und ihm für seinen Besuch dankte, obwohl es ihr überhaupt nicht besserging.

Das ist nicht komisch. Ich habe gerade meinem Arzt gedankt. Wofür eigentlich? Ich bin krank. Ich bin immer noch nicht geheilt.

Bittere Medizin

Jetzt muß ich eine neue und bittere Pille schlucken – die Rechnungen. Seit meinem Studium habe ich nie mehr eine Arztrechnung bekommen. Alles, was wir an ärztlicher Versorgung brauchten, wurde unter Kollegen erledigt.

Im Zweiten Weltkrieg, als ich beim Ärztekorps der Armee war, bekam ein Kollege dort einen Brief von seiner Frau. Sie hatte ärztliche Behandlung gebraucht, und der Arzt, zu dem sie gegangen war, hatte ihr eine Rechnung geschickt. Die Offiziere waren entrüstet. Hier standen sie und riskierten ihr Leben, und dieser Kollege zu Hause hatte den Nerv, das ungeschriebene Gesetz unter Kollegen zu brechen. Wer hatte jemals gehört, daß ein Arzt einem anderen eine Rechnung schickte? Was war aus der Welt geworden? Wir schrieben einen Brief an die Amerikanische Ärztevereinigung, um den abweichlerischen Kollegen zur Ordnung zu rufen.

Natürlich schickte ich den Patienten meiner Privatpraxis Rechnungen, aber wie die meisten Ärzte hielt ich mich von dieser Aufgabe so weit wie möglich fern. Das war Aufgabe der Sprechstundenhilfe. Jetzt bekomme ich Rechnungen, und ich begreife, wie frustrierend das für den Patienten ist. Die Summen verschlagen mir den Atem: tausend Dollar für einen Tag Krankenhaus! Selbst als Arzt kann ich die einzelnen Posten der Krankenhausrechnung nicht entschlüsseln. Manches steht unter »Verschiedenes«. Was ist das? Sie verlangen Geld für Medikamente, von denen ich noch nie gehört habe, und billige Sachen wie Gaze und Aspirin werden zu astronomischen Preisen in Rechnung gestellt.

Doch nicht nur das Geld allein ärgert mich. Ich spüre, daß ich in den neun Monaten meiner Krankheit eine Metamorphose erlebt habe. Was ist mit mir geschehen? Ich habe mich eigentlich privilegiert gefühlt, einem angesehenen Berufsstand anzugehören, der sich dem Wohlergehen der Menschheit widmet. In den letzten Jahren war ich Sprecher der hiesigen Ärzteschaft und ein Verteidiger meines Berufsstandes. Meine Position stand fest: Wir sind eine ehrenwerte Vereinigung, die sich dem Wohlergehen der Menschheit widmet.

1962 sagte ich vor der Amerikanischen Ärztevereinigung anläßlich eines Kongresses: »Ich fordere jeden heraus, mir einen Einwohner Oregons zu zeigen, dem dringend notwendige ärztliche Hilfe verweigert wurde.« Dieser Herausforderung hat sich niemand gestellt.

Ich bot damals diese Garantie: »Die Ärzte von Oregon akzeptieren ihre Verantwortung und sorgen dafür, daß jeder Bürger ihres Staates ungeachtet seiner Zahlungsfähigkeit ärztliche Versorgung erhält.«

Doch die alten Zeiten sind vorbei. Ich habe vorwiegend für die Pensionierten und Toten gesprochen. Nun ist eine neue Generation am Ruder, und sie haben mich nicht ermächtigt, für sie das Wort zu ergreifen. Auch wenn sie mich darum bitten würden, könnte ich der Bitte nicht nachkommen, denn ich kann weder meine Herausforderung wiederholen noch eine Garantie bieten.

Die Medizin hat sich verändert. Wir waren einmal ein Berufsstand, der sich tatsächlich berufen fühlte, der Öffentlichkeit zu dienen, und unsere erste Verpflichtung galt dem Patienten. Jetzt sind wir ein Wirtschaftszweig, und einige

Kollegen arbeiten in unpersönlichen Firmen, denen es nur noch um den Profit geht, nicht um das Wohlbefinden des Patienten.

Wie die großen Firmen werben wir, und diese Anzeigen sind zweckdienlich und oberflächlich. Trotz aller Versprechungen entdeckt man bei Mammografien nicht immer einen frühen Brustkrebs; die neuen Alzheimer-Abteilungen der Kliniken können auch nicht viel anbieten, denn es gibt noch kein Mittel gegen diese Krankheit.

Ein Professor der Harvard Medical School hat in einem Artikel behauptet, daß es vor 1911 dem durchschnittlichen Patienten, der zu einem Arzt ging, schlechter ging als dem, der keine ärztliche Versorgung bekam. Das heißt, ein Kranker, der sich von Ärzten fernhielt, hatte eine bessere Chance auf Gesundung als einer, der sich in ärztliche Hände begab. (Wir haben in neueren Studien gesehen, daß in Zeiten, in denen nur wenige Ärzte zur Verfügung standen, die Todesrate sank.)

Ich habe 1938 mein Studium abgeschlossen. Damals war die Medizin eher eine Priesterwürde als eine Wissenschaft. Eine beliebte Prüfungsfrage lautete: »Wenn Sie auf einer verlassenen Insel nur sechs Medikamente haben können, welche würden ausreichen für eine gute ärztliche Versorgung?« Die Antwort lautete damals: Arsen gegen Syphilis, Chinin gegen Malaria, Insulin gegen Diabetes, Leber gegen Anämie, Digitalis für das Herz und Morphium gegen Schmerzen. Alle anderen Medikamente galten als Plazebos, wertlos, abgesehen von ihrem psychologischen Wert. Die Chirurgie beschränkte sich überwiegend auf das Richten von Knochen, Mandeloperationen und die Herausnahme von Organen im Bauch. Die Gynäkologen wußten, je weniger sie eingriffen, um so besser ging es der Patientin. Sie wurden immer von ihren Lehrern ermahnt: »Wartet, greift nicht ein, laßt die Natur die Geburt leiten.«

Die moderne Medizin begann mit der Entdeckung der

Antibiotika, aber es gibt immer noch Infektionen, die man nicht heilen kann.

Unser zunehmender Einsatz von hochtechnisierten Geräten und chirurgischen Prozeduren ist vermutlich ebenfalls mit gemischten Gefühlen zu betrachten.

Wir haben Mandeln, Polypen und Uteri herausgenommen, die man nie hätte operieren sollen, und das oft damit gerechtfertigt, es handele sich um Infektionsherde.

Wir haben vergrößerte Drüsen bei Kindern mit Röntgenstrahlen behandelt, aufgrund der fragwürdigen Theorie, daß eine vergrößerte Drüse schädlich sei. Später entwickelte sich aufgrund dieser Behandlung in den Thymusdrüsen Krebs.

Wir haben schwangeren Frauen Contergan gegeben, und ihre Kinder wurden deformiert geboren.

Wir haben Patienten Appetitzügler verschrieben, damit sie dünner wurden, und sie wurden blind, denn diese Mittel bewirkten Grauen Star.

Diese Liste scheint endlos. Unwissentlich haben wir Medikamente verabreicht, die töteten, statt zu heilen, und Operationen an Patienten durchgeführt, die verstümmelten, statt zu helfen.

Ich habe Ärzte kennengelernt, die, als sie selbst Krebs bekamen, der konventionellen Medizin den Rücken kehrten und sich nach alternativen Methoden umschauten. Sie wußten, was ein Laie vermutlich nicht weiß, daß nämlich die Heilungschancen bei Krebs gewöhnlich nur 60 Prozent betragen.

Die Ironie ist, daß die Ärzte geehrt und respektiert werden, weil sie den Kranken helfen, doch gleichzeitig verdienen sie nur am Unglück ihrer Patienten. Bislang hat noch niemand das Problem der Verquickung von Medizin und Einkommen gelöst. Selbst wenn man dem Staat das Problem der Bezahlung überläßt, löst man es nicht, denn so wird es nur zu einer Angelegenheit der Politiker und Steuerbehörden.

Ich will nicht überreagieren. Natürlich hat die Medizin trotz vieler Fehlschläge auch viel Gutes bewirkt. Es ist gelungen, Diabetes, Bluthochdruck, Anämie und viele Infektionskrankheiten unter Kontrolle zu bekommen. Wir können einigermaßen erfolgreich das Herz, die Lungen und im Gehirn operieren. Wir können abgenutzte Gelenke ersetzen, und die Kunststoffgelenke funktionieren auch. Selbst einige Krebsarten können geheilt werden, bei anderen verlangsamt sich der Krankheitsverlauf. Ich muß diese Dinge betonen, um meinen Glauben zu behalten.

Zurück in der Praxis

Oktober – erster Tag

Im Verlauf meiner Krankheit, die mich zwang, über meinen Beruf nachzudenken, habe ich mir geschworen, als besserer, verständnisvollerer Arzt in meine Praxis zurückzukehren. Gleich am ersten Tag werde ich auf die Probe gestellt. Noch ehe ich meine Post durchgehen kann, stürmt Dr. McDee, der Radiologe, in mein Sprechzimmer.

»Ich habe schlechte Nachrichten«, verkündet er.
»Heraus damit.«
»Mrs. Lindblum. Sie hat eine Läsion in der Speiseröhre.«
»Zeig mal.«
Ich folge ihm in den Röntgenraum, und wir betrachten die Aufnahmen.
»Ich sehe es«, sage ich. »Glaubst du, es ist bösartig?«
»Ja.«
»Woher willst du das wissen?«
»Sieh dir mal die Unregelmäßigkeiten an.«
»Hat sie Schluckbeschwerden?«
»Warum glaubst du, habe ich die Aufnahme angeordnet?«
»Ja, du hast wohl recht; es ist bösartig.«

Aufgrund meiner jetzigen Erfahrungen weiß ich, wie ängstlich Mrs. Lindblum sein muß, und ich merke, daß ich meinen ersten Schwur gebrochen habe. Ich habe sie warten lassen, während ich die Röntgenaufnahmen ansah und ihr Problem mit dem Radiologen diskutierte.

Endlich führe ich sie ins Sprechzimmer. Ich biete ihr einen Stuhl an und sage: »Sie haben einen Tumor.«

»Einen Tumor?« fragt sie.
»Ja, eine Geschwulst.«
»Eine Geschwulst?«
»Ja, und sie ist vermutlich bösartig.«

Sie bricht in kalten Schweiß aus. Das habe ich noch nie vorher bei Patienten bemerkt, aber nun weiß ich, was ich zu erwarten habe. Ich reiche ihr einen Pappbecher mit Wasser.

»Was nun?« fragt sie.

»Ich muß eine Gastroskopie vornehmen lassen. Der Arzt wird eine biegsame Röhre in Ihren Schlund gleiten lassen, sich Ihre Speiseröhre ansehen und ein kleines Gewebeteilchen entnehmen, um es zu untersuchen. Das ist nicht so schlimm, wie es sich anhört. Sie werden ein Betäubungsmittel erhalten, aber wach bleiben.«

»Ist das eine gefährliche Prozedur?« will sie wissen.

Ich frage mich, ob ich ihr von dem Risiko berichten soll, daß dabei die Speiseröhre durchstoßen werden könnte, aber das bringe ich nicht fertig. Statt dessen riskiere ich eine Klage wegen Fehlbehandlung und versichere ihr: »Nein.«

Es dauert eine Stunde, ehe ich einen Termin mit dem Gastrologen vereinbaren kann – fünf Tage später.

Als es vorbei ist, überlege ich, daß ich die Patientin nicht besser behandelt habe, als ich es vorher getan hätte. Ich habe sie warten lassen; ich habe keine Möglichkeit gefunden, sie zu beruhigen. Ich habe nur gelernt, ihr einen Stuhl anzubieten, als ich ihr mitteilte, die Diagnose sei Krebs.

Aber etwas ist heute anders. Meine Gefühle. Ich fühle mich genauso wie als junger Assistenzarzt, als ich zum erstenmal in meinem Leben den Angehörigen eines Patienten mitteilen mußte, daß er Krebs habe. Die Hornhaut, die sich in fünfzig Jahren angesammelt hat, ist plötzlich verschwunden; meine Nervenenden liegen bloß. Ich habe Mitleid mit Mrs. Lindblum und konnte mein Zittern nicht unterdrükken, als ich ihr die schlechte Nachricht mitteilte.

Oktober – vierte Woche

In den ersten Wochen arbeite ich nur halbe Tage, weil ich so ausgelaugt bin. An einem hektischen Morgen reicht mir die Sprechstundenhilfe eine Notiz. »Dr. Reeds Praxis bittet um Rückruf, sobald es geht.«

»Die Nummer?«

»Habe ich nicht«, antwortet meine Hilfe. »Man sagte, Sie wüßten sie, daher habe ich nicht nachgefragt.«

Ich bin wütend. »Ich kenne keinen Dr. Reed, woher soll ich also seine Nummer kennen?« werfe ich der armen Frau vor. »Wenn jemand zurückgerufen werden will, fragen Sie nach der Nummer. Und jetzt sehen Sie bitte im Telefonbuch nach.«

Später an diesem Morgen sagt die Sprechstundenhilfe zu mir: »Ich kann seinen Namen nicht im Telefonbuch finden.«

»Natürlich nicht«, antworte ich sarkastisch. »Er ist vermutlich kein Mediziner, sondern hat einen Doktor der Philosophie. Sehen Sie im Branchenverzeichnis nach.«

Wenige Minuten später summt mein Apparat. »Ich habe die Nummer von Dr. Reed. Er ist in der Uniklinik, und sie wollen den Termin verlegen.«

»Oh, Gott.« Ich ringe nach Luft. »Es tut mir leid. Er ist ja mein Arzt. Wie konnte ich nur seinen Namen vergessen?«

Ich tue genau das gleiche, was meine Patienten immer tun. Ich verdränge etwas, was ich vergessen will, in mein Unterbewußtsein. Ich verleugne meine Krankheit. Jetzt, da ich wieder arbeite, will ich die ganze Sache vergessen.

Ich erinnere mich an die Lektionen, die ich meinen Studenten immer gegeben habe. Am ersten Tag auf der Station versammelte sich immer eine Gruppe von Medizinstudenten um mich herum, begierig darauf, zum erstenmal die Hand an einen lebendigen Patienten zu legen.

»Meine Herren Doktoren«, begrüßte ich sie förmlich. Sie

werden erst in zwei Jahren diesen Titel führen, aber ich möchte, daß sie heute zum erstenmal die Verantwortung spüren, die mit diesem Titel verbunden ist. Das Wichtigste bei der Untersuchung ist die Krankengeschichte des Patienten. Das hört sich simpel an: Einfach Fragen stellen, und man wird es Ihnen schon erzählen. Aber dem ist nicht so. Man bekommt nur selten eine richtige Antwort. Die Krankengeschichte aufzunehmen ist nicht einfach. Es ist eine Kunst, die Sie ihr Leben lang erlernen werden. Sie glauben, die Leute werden Ihnen schon sagen, warum sie zu Ihnen gekommen sind, aber das tun sie nicht. Sie vergessen, sie übertreiben, oder sie ignorieren wichtige Einzelheiten. Die Aufnahme einer guten Krankengeschichte dauert mindestens zwei Stunden. Wer möchte es als erster versuchen?«

Al Cann, ein sprudelnder, rosiger, runder dreiundzwanzigjähriger Medizinstudent meldete sich mit aller dazugehörigen Begeisterung freiwillig.

»Okay«, sagte ich, »fangen wir mit dem Patienten in diesem Zimmer an.«

Der Patient, ein junger Mann, etwa ebenso alt wie die Studenten, saß ausdruckslos in einem Krankenhaushemd auf dem Bett. Al begann mit seinen Fragen, wie man es ihm beigebracht hatte. Warum sind Sie hier? Wie alt sind Sie? Wie lange haben Sie schon die Symptome? usw., usw., usw.

Der Patient antwortete: »Ich bin nervös, mein Herz klopft, meine Hände schwitzen.«

Al fragte: »Haben Sie Kopfschmerzen?«

Der Patient antwortete: »Ja.«

»Haben Sie Sodbrennen?«

»Ja.«

»Haben Sie Schwierigkeiten beim Urinieren?«

»Ja.«

Und so ging es weiter. Auf jedes Symptom, das Al abfragte, antwortete der Patient bestätigend.

Nach einer Stunde zogen wir uns auf den Gang zurück. »Was meinen Sie?« fragte ich die Studenten.

Sie stimmten überein, daß der Patient unter emotionalem Streß leide.

»Gut«, gratulierte ich, »und jetzt gehen wir wieder hinein und sehen zu, was herauskommt, wenn ich die Fragen stelle.«

Wir betraten den Raum erneut. »Sie wirken ängstlich«, sagte ich zu dem Patienten.

»Das bin ich auch«, sagte er.

»Haben Sie schon einen Psychiater wegen Ihrer Probleme aufgesucht?«

»Ja.«

»Wen?«

Er nannte die Namen von allen prominenten Psychiatern am Ort.

»Warum glauben Sie, sind Sie so nervös?« fragte ich.

»Weil ich bisexuell bin und meine Ehe vor dem Zusammenbruch steht.«

»Haben Sie das den Psychiatern jemals erzählt?«

»Nein.«

»Warum nicht?«

»Sie haben mich nie danach gefragt«, antwortete er.

Wieder auf dem Gang diskutierten wir den Fall.

»Sehen Sie«, sagte ich zu den Studenten, »wie hartnäckig die Leute sind, und warum es über eine Stunde dauert, um eine einfache Information zu bekommen?«

Ich habe mich oft gefragt, warum die Menschen so schwach sind. Warum bestehen sie darauf, unangenehme Tatsachen im Unbewußten zu vergraben? Heute habe ich wieder einmal entdeckt, daß auch ich nur ein gewöhnlicher Sterblicher bin. Was mir nicht gefällt, vergesse ich. Ich habe den Namen meines eigenen Arztes vergessen. Warum? Weil er mich wegen Krebs behandelte. Und wenn er das jemals erführe, würde er auch über mich eine Geschichte erzählen: »Ich hatte diesen Patienten, einen bekannten Arzt, und wissen Sie, was passierte, als er selbst krank wurde ...?«

November – sechste Woche

Ich bin seit sechs Wochen wieder in der Praxis. Dinge, die ich vorher achselzuckend zur Kenntnis nahm, stören mich nun. Ich weiß, daß das mit meiner Krankheit zu tun hat. Ich nehme das Leid meiner Patienten persönlicher. Ich finde es schwer, schlechte Nachrichten mitzuteilen, und ich frage mich, ob das meine Funktion als Arzt beeinträchtigt. Ich kann mich nicht mehr von allem freimachen.

Heute ist Betty gestorben. Ich erfuhr es, weil der Notarzt in Palm Springs mich anrief. Er wußte ihre Todesursache nicht, nur, daß sie Herzstillstand hatte. Ich habe mich um Betty gekümmert, seit sie ein kleines Mädchen war. Sie hatte schon als Jugendliche Gelenkrheuma. Sie starb in ihrem fünfunddreißigsten Jahr.

Mich beschäftigt nur, warum ist sie gestorben? Wo bin ich gescheitert? Ich habe sie erst vor zwei Wochen gesehen und ihr gesagt, sie könne in Urlaub fahren. Starb sie wegen einer ungewöhnlichen Empfindlichkeit gegen eines der Mittel, die ich ihr verschrieben hatte? Hatte sie eine andere Krankheit entwickelt? Ich habe sicher nicht mit ihrem Tod gerechnet. Ich habe versagt. Genau werde ich es erst nach dem Autopsiebericht wissen, und selbst dann werden wir vielleicht ihre genaue Todesursache nicht erfahren.

Ich bin sehr bedrückt. Ich bin schon so lange Arzt, aber jedesmal, wenn es passiert, treten die gleiche Depression und die gleichen Schuldgefühle ein. Ich soll doch den Tod verhindern. Die Wahrheit ist jedoch, daß ich immer dabei scheitere. Manchmal habe ich Glück und schiebe das Unvermeidliche auf, aber am Ende verliere ich immer. Die Depression setzt ebenso unvermeidlich ein, aber sie verschwindet nach wenigen Tagen, denn ich kann es nicht zulassen, daß sie überhand nimmt. Ich muß weitermachen.

Doch jetzt ist es schlimmer als je zuvor.

Ich kenne Bettys Angehörige. Sie betrachten mich als zur

Familie gehörig. Ich werde zur Beerdigung gehen müssen, und davor habe ich Angst. Zu solchen Zeiten habe ich immer eine Phantasie. Ich bin überzeugt, daß alle auf der Beerdigung auf mich zeigen und sagen werden: »Das ist der Arzt, der ihr was vorgemacht hat.« Komisch ist nur, daß ich mich zwar immer so fühle, wenn einer meiner Patienten stirbt, daß meine Phantasie sich aber nie bewahrheitet. Statt dessen begrüßt mich bei der Beerdigung die Familie, sie nehmen mich in den Arm, und wir vergießen ein paar Tränen zusammen. Sie vergeben mir, und man weist mir einen Ehrenplatz bei der Zeremonie an. Das ergibt für mich keinen Sinn. Ich wurde gerufen, um den Tod zu verhindern, und nun habe ich verloren. Und trotzdem ehrt man mich. Ich habe immer Angst, daß sich eines Tages eine Familie erhebt, mit dem Finger auf mich deutet und sagt, so laut, daß es alle hören können: »Er ist ein Schwindler!«

Ich gehe zu Bettys Beerdigung. Die Familie begrüßt mich mit Tränen, Umarmungen und Küssen. Ich sitze auf der Bank und höre die Trauerreden ihrer Freunde und wie der Pfarrer ihr ein ewiges Leben im Paradies verspricht. Als ich mich verabschiede, dankt die Familie noch einmal für mein Kommen. Zum erstenmal in meinem Leben erkenne ich, daß ich mit einer Illusion gelebt habe. Die Patienten erwarten keine Wunder von mir. Sie bitten mich bloß, mein Bestes zu geben, und bieten ihr Mitgefühl an, wenn ich scheitere. Wenn ich das früher gewußt hätte, wäre ich viel öfter zu Beerdigungen gegangen.

Dezember

Ich bin wieder in Schwung. Mein Terminkalender ist voll, alte Patienten sind wiedergekommen, und neue warten ohne zu klagen in den Kulissen. Wieder habe ich mehr Patienten, als ich betreuen kann. Rechtsanwälte wollen mein Gutachten für die Verteidigung bei Schadenersatzklagen. Ich soll in der Gegend Reden vor Kollegen halten, und in diesem Winter habe ich die verführerische Auswahl, zu Kongressen in Hawaii, Palm Springs und Florida zu fahren. Auf meinem Schreibtisch liegt eine Einladung von einer pharmazeutischen Firma zu einer Reise auf die Bermudas. Vor ein paar Jahren betrachtete man es noch als unmoralisch, wenn man auch nur einen Kugelschreiber von einer Arzneimittelfirma annahm, nicht so heute. Ich besitze alles, was zum Erfolg gehört, ich stehe wieder an der Spitze der Macht. Ich sollte froh sein, aber das bin ich nicht. Irgend etwas fehlt.

Früher gingen die Veränderungen in der Medizin allmählich und langsam vor sich; in den letzten paar Jahren waren sie revolutionär. Die Neuerungen überstürzten sich.

Ich bin nicht froh über die Personalversammlung im Krankenhaus heute morgen. Wir haben Marketingstrategien und Öffentlichkeitsarbeit diskutiert und wie man die Nachfrage nach unserer Notaufnahmestation verbessern kann, damit diese Abteilung rentabler wird.

Ich bin nicht froh darüber, daß mir jetzt Schwestern und Angestellte sagen, ob ein Patient krank genug ist, um ins Krankenhaus aufgenommen zu werden und wie lange er bleiben darf. Das alles entspricht den Forderungen der großen Krankenversicherungsanstalten, und das geht trotz vieler Berichte über zunehmende Komplikationen aufgrund verkürzter Krankenhausaufenthalte so weiter. Bis vor kurzem konnte *ich* die Entscheidung treffen, wer aufgenommen wurde und wie lange er blieb.

Ich bin nicht froh über die zunehmende Praxis von Krankenhaus-»dumping«. Wenn ein Patient in der Notaufnahme erscheint und keine Versicherung und kein Geld hat, schickt man ihn zum nächsten Hospital. Ich hätte nie gedacht, daß ich den Tag erleben würde, an dem ein Krankenhaus einen Patienten abweist. Krankenhäuser sind immer gemeinnützig orientiert gewesen und haben religiösen Einrichtungen oder dem Staat gehört. Jetzt gehören sie Gesellschaftern und sind offen darauf aus, Profit zu machen.

Ich bin nicht froh über die Werbeanzeigen von Krankenhäusern. Heute morgen hörte ich einen Werbespot im Radio: »Kommen Sie in unsere Alzheimer-Klinik.« Gegen Alzheimersche Krankheit gibt es kein Mittel. Die Klinik ist teuer, doch sie kann für einen Patienten nicht mehr tun als ein guter Allgemeinarzt oder Sozialarbeiter. Früher hat man das als Quacksalberei bezeichnet, heute ist es legitime Medizin.

Ich bin nicht froh, wie Ärzte für sich selbst werben. Eine medizinische Fachzeitschrift bezeichnete das im Hinblick auf das gelbe Branchenfernsprechbuch als »gelben Professionalismus« und wies darauf hin, daß viele der Spezialisten selbsternannt sind. Die Zeitschrift meinte, daß diese Werbeanzeigen dem Arzt vermutlich nützen, aber es sei zweifelhaft, ob sie dem Patienten nützten.

Ich bin nicht froh über die Beschränkungen der Krankenversicherungen, welche Tests und Behandlungen verordnet werden dürfen. Man hat neue Begriffe eingeführt: Kostenreduktion, Kostenbewußtsein, Kosteneffizienz. Auf gut deutsch heißt das: Gib so wenig Geld wie möglich für den Patienten aus; Kosten können wichtiger werden als die Rettung eines Lebens.

Jede Generation glaubt, damit vor einem neuen Problem zu stehen, aber medizinische Kosten waren schon ein Problem, als ich in den Jahren der Wirtschaftskrise Student war. Man brachte uns damals bei, umfangreiche Krankengeschichten aufzunehmen und ausgiebige körperliche Untersuchungen durchzuführen, um die Ausgaben für Labortests und Röntgenaufnahmen zu vermeiden. Ich werde nie den Blick einer Witwe vergessen, als der Professor zu ihr sagte: »Ihr Mann starb an Darmkrebs. Wir hätten die richtige Diagnose gestellt, wenn wir eine Röntgenaufnahme vom Dickdarm gemacht hätten, aber das hätte schließlich fünf Dollar gekostet.« Damals wurde man noch nicht wegen Fehlbehandlung verklagt.

Ich bin auch nicht froh über die zunehmenden Schadenersatzklagen wegen Fehlbehandlung. Jedes Jahr werden mehr Ärzte verklagt. Ich habe jahrelang ohne einen einzigen solchen Fall in meiner Praxis gearbeitet, aber statistisch gesehen kann das nicht mehr lange so weitergehen. Mit der heutigen Haltung ist es nahezu unmöglich, Arzt zu sein, ohne irgendwann verklagt zu werden. Nicht nur der finanzielle Verlust ist dabei bedrohlich, sondern der Schaden, den das Selbstverständnis des Arztes dabei erleidet.

Ich bin nicht froh über die unrealistischen Versprechen, die wir eingehen und nicht halten. Trotz allem, was wir sagen, können wir nur wenig tun, um Krebs, Herzprobleme und Schlaganfälle zu verhindern. Das Beste, was wir tun können, ist, es zu versuchen, aber in vielen Fällen ist ein Scheitern unvermeidlich.

Als ich mit der Medizin begann, waren die Mediziner ein Berufsstand, der sich verpflichtet hatte, der Menschheit zu helfen. Der Arzt war ein Autokrat, aber sein Herr war der Patient. Der Patient rief ihn, und der Patient bezahlte ihn, und als Gegenleistung galten die Bemühungen des Arztes nur der Gesundheit des Patienten. Heute gibt es neue Herren: die Krankenversicherungen und die Verwaltungen der Krankenhäuser.

Ärzte werden zu Kaufleuten, vom Big Business angestellt und diesem verpflichtet und nicht mehr dem Patienten.

Ich weiß, warum ich nicht froh bin. Es macht keinen Spaß mehr, Mediziner zu sein. Vermutlich wäre ich schon vor ein paar Jahren darauf gekommen, wenn ich darüber nachgedacht hätte, als sich die Medizin radikal zu ändern begann. Sicher waren alle Tatsachen bekannt, ehe ich krank wurde. Aber die Rückkehr in die Praxis, nachdem ich Patient war, hat meinen Blickwinkel erweitert. Meine Erfahrungen haben mich dazu gebracht, meinen geliebten Beruf anders zu sehen.

Ende Dezember

Es ist die Zeit der Feste und Feiern, aber ich mag keine Cocktailpartys. Aus Alkohol mache ich mir nichts, und der Lärm, der bei solchen Gesellschaften herrscht, unterdrückt immer alle Gespräche, so unwichtig sie auch sein mögen. Leider konnte ich diese Party nicht vermeiden.

Dee und ich stehen gemeinsam abseits und wünschen, wir wären woanders, als eine Frau auf mich zukommt, mich umarmt und voll auf den Mund küßt. Egal, wie ich sonst auf so etwas reagiert hätte, diesmal schätze ich diese Aufmerksamkeit nicht sonderlich. Meine Stimmbänder sind nach den Bestrahlungen sehr ungeschützt, und ich bin sehr empfänglich für Infektionen. Außerdem kenne ich die Dame nicht.

Doch dann fällt es mir wieder ein. Ich erkenne sie nicht, weil ich sie durch einen Schleier aus grauem Haar und Falten sehe. Doch als sie zu sprechen beginnt, hebt sich der Schleier, und ich sehe sie als junge Frau mit glänzendem blonden Haar und einem außergewöhnlich hübschen Gesicht. Ich erwiderte ihre Umarmung begeistert, weil ich mich an Alice Thomas und ihren Mann Roger erinnere. Wir waren alle schockiert, als Roger vor einigen Jahren unerwartet im Schlaf starb. Er war erst zweiundvierzig gewesen. Alice war nicht nur verwitwet, sondern saß nach dem Tod ihres Mannes auch völlig auf dem Trockenen – ohne einen Pfennig, ohne Arbeit, ohne eine nennenswerte berufliche Fähigkeit. Am Morgen, nachdem er gestorben war, verbrachte ich ein paar Stunden am Telefon und bettelte alle Bekannten an, bis ich schließlich jemanden überreden konnte – ich weiß nicht mehr, wen – Alice eine Chance und Arbeit zu geben.

Ich sehe sie an – gutgekleidet und offensichtlich wohlhabend – und erkenne, daß alles für sie geklappt hat. Das freut mich sehr. Ein Aspekt der traditionellen Medizin ist es, daß man manchmal darauf stolz sein kann, über das Leben eines Patienten nachgedacht zu haben, nicht nur über seinen Fall.

Januar

Nach dem Neujahrswochenende sitze ich in Roses Restaurant und esse einen Teller mit Norwegischem Lachs – das am wenigsten bedrohliche Gericht auf der Karte für einen Mann meines Alters und in meinen Umständen. Ich unterhalte mich mit einem Kollegen, einem Arzt, der offensichtlich die Leuchte seiner Generation ist, über die technischen und medizinischen Probleme eines schwierigen Falles, den wir beide behandeln. Eins führt zum anderen, und dann tue ich etwas Unverzeihliches. Ich fange an, über Gefühle zu reden, und erzähle ihm von meinen verunsichernden Eindrücken im Verlauf meiner Krankheit.

»Um Himmels willen, Ed«, sagt er. »Worüber beklagst du dich? Du lebst doch, oder? Du hattest Krebs, und du bist nicht daran gestorben! Sei doch dankbar!«

Natürlich hat er damit recht. Das hätte ich wohl auch zu jemandem gesagt, der so gejammert hätte. Wenn mein Großvater meine Krankheit gehabt hätte, er wäre daran gestorben. Wenn mein Vater Kehlkopfkrebs gehabt hätte, hätte er überlebt, aber man hätte ihn operiert und ihm die Stimme genommen. Ich hingegen hatte keine Schmerzen und keine Operation. Ich kann reden, und es geht mir gut, wenigstens momentan. Mein Berufsstand hat mir vermutlich mehr Zeit geschenkt – und das ist keine Kleinigkeit.

Aber es gibt viel Raum für Verbesserungen, so vieles hätte man besser machen können. Und so vieles hätte ich bei meinen Patienten besser machen können. Es ist schwer, nicht entmutigt zu sein.

Doch vielleicht ändern sich die Dinge. Jetzt sitze ich wieder im Ärztezimmer im Krankenhaus und höre meinen Freunden und Verwandten zu, alles Kollegen, und manchmal muß ich lachen. Viele Patienten machen meine Kollegen einfach sauer.

Aber nicht mich. Ich habe die Seiten gewechselt. Ich begrüße die neue Spezies von Patienten, die nicht mehr damit zufrieden ist, drei Pillen am Tag zu schlucken, sondern wissen will, woraus sie bestehen und welche Nebenwirkungen sie zu erwarten haben. Ich bin froh, daß einige Patienten fragen, wenn sie den Termin bekommen: »Wie lange muß ich warten? Wann kann ich direkt an die Reihe kommen?« Ich wünschte, es gäbe mehr Patienten, die mir sagten – wie eine Patientin vor einigen Wochen: »Ich habe gerade einen Artikel in einem Gesundheitsmagazin gelesen, und da heißt es, es gäbe eine andere Möglichkeit, meine Krankheit zu behandeln.«

Ich wußte, wovon sie redete, und schloß die von ihr erwähnte Behandlung aus, weil die Beweise für deren Wirksamkeit zu unsicher waren und man über Nebenwirkungen noch nicht genau Bescheid wußte. Das habe ich ihr erklärt. Aber ich bin über ihre Frage nicht wütend geworden. Ich habe nicht geantwortet, als gehörte ich zu einer anderen Spezies: Ich, der Arzt, Sie, die Patientin.

Vielleicht bedeutet das, daß ich Fortschritte mache. Vielleicht kann auch ein alter Hund wie ich noch ein paar neue Tricks lernen – in dem bißchen Zeit, die ihm noch bleibt.

Epilog

Anfang 1986 merkte ich, daß ich in den Jahren meiner Krankheit noch etwas anderes gelernt hatte. Diese Lektion hieß: Edward E. Rosenbaum, M. D., ist nicht unentbehrlich. Das war eine Offenbarung. Als ich krank war, schienen die Praxis, die Klinik und das Lehrkrankenhaus auch ohne mich zu funktionieren – allerdings nicht ganz so brillant, natürlich.

In Wirklichkeit scheint mich meine Praxis heute einzuengen. Ich würde gern mehr reisen und Reden halten, nicht wie früher unter den Auspizien der Amerikanischen Ärztegesellschaft, sondern als Arzt und Anwalt der Patienten, als ärztlicher Helfer, der gelernt hat, wie es ist, auf der anderen Seite zu stehen.

Eines Abends, lange, nachdem Dee eingeschlafen war, schlüpfte ich aus dem Bett und tastete hinter dem Nachttisch, bis ich das Kabel gefunden hatte, das ich suchte.

Dee drehte sich schläfrig um, als ich auf dem Boden hockte, und sagte: »Es ist mitten in der Nacht. Was in aller Welt machst du da unten?«

»Ich ziehe den Telefonstecker heraus. Ich will keine nächtlichen Anrufe mehr.«

Zu meinem Schrecken begann Dee zu weinen. »Wie kannst du das tun?« fragte sie. »Es braucht dich doch vielleicht jemand.«

»Und ich werde allen weiterhin helfen«, lachte ich und suchte im Dunkeln ihre Hand. »Ich werde ihnen weiterhelfen. Aber ich will jetzt einfach keine Nachtschichten mehr machen.«

Wohlbefinden ist besser als Vorbeugen.

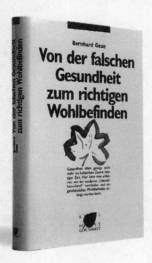

Bernhard Geue
Von der falschen Gesundheit zum richtigen Wohlbefinden
Reihe DIE NEUE GESUNDHEIT
260 Seiten, Hardcover mit Schutzumschlag

Gesundheit allein ist nicht alles: Sie ist uns und dem »Gesundheits-System«, in dem wir leben, zwar ein teures Gut, doch macht sie allein nicht glücklich. Bernhard Geue geht es um mehr als nur um die Abwesenheit von Krankheit. Die ganzheitliche Verbesserung des persönlichen Wohlbefindens soll uns helfen, unsere Vitalität zu bewahren und Krankheiten und Krisen zu bewältigen.

IK KREUZ: Was Menschen bewegt.